Enfermería

en

Cuidados

Intensivos

La guía completa

ALEXANDRE CAREWELL

Índice

« Ante la fragilidad de la vida, la enfermera de cuidados intensivos es la guardiana silenciosa de la esperanza, que trabaja incansablemente para transformar cada respiración en un futuro posible. »

Capítulo 1

INTRODUCCIÓN A LOS CUIDADOS INTENSIVOS

Historia y desarrollo de la reanimación

La reanimación, esa intensa práctica médica destinada a mantener o restablecer las funciones vitales, hunde sus raíces en la historia de la humanidad, mucho antes de la avanzada tecnología que conocemos hoy. Cada etapa de su desarrollo revela una faceta de nuestra incesante búsqueda por desafiar a la muerte y dar a la vida una segunda oportunidad.

Remontémonos al siglo XVIII, cuando Europa estaba fascinada por el fenómeno de "resucitar" a las víctimas de ahogamiento. Fue en esa época cuando se formaron sociedades, como la Royal Humane Society de Inglaterra, con el objetivo principal de promover técnicas para reanimar a las víctimas de ahogamiento. Fomentaron el uso de métodos, hoy considerados primitivos, como calentar el cuerpo, drenar el agua de los pulmones ¡o incluso soplar humo de tabaco en los pulmones!

El siglo XIX fue testigo de la aparición de las primeras formas de intubación, un avance crucial en el tratamiento de las vías respiratorias obstruidas. Pero fue en el siglo XX cuando la reanimación despegó realmente. Tras los horrores de la Primera y la Segunda Guerras Mundiales, la necesidad de tratar a un gran número de heridos propició avances significativos en la medicina y la cirugía de urgencias, sentando las bases de la reanimación moderna.

La década de 1950 marcó una etapa decisiva con la llegada de la ventilación mecánica, principalmente en respuesta a la epidemia de poliomielitis. Estos ventiladores, aunque arcaicos para los estándares actuales, salvaron muchas vidas y allanaron el camino para las unidades especializadas de cuidados intensivos que conocemos hoy en día.

La llegada de la tecnología y la investigación en las últimas décadas ha revolucionado la reanimación. Los monitores cardíacos avanzados, los desfibriladores, la diálisis y los avances en farmacología han hecho posible salvar a pacientes que, hace tan sólo unos años, no habrían tenido ninguna posibilidad de sobrevivir. La reanimación se ha convertido en una colaboración interdisciplinar, que combina las habilidades de médicos, enfermeras, fisioterapeutas y muchos otros profesionales, cada uno con su propia contribución para proporcionar la mejor atención posible.

Hoy en día, las unidades de cuidados intensivos representan la cúspide de la medicina clínica, mezclando hábilmente tecnología punta, habilidades clínicas y compasión. Pero dejando a un lado la tecnología y la ciencia, la reanimación nos recuerda una constante universal: nuestra resuelta determinación de preservar la vida, de comprender el delicado equilibrio entre la vida y la muerte y de buscar siempre la forma de mejorar este delicado arte.

Este legado histórico nos recuerda la importancia de la reanimación en nuestra sociedad y sienta las bases para comprender su papel crucial y su impacto en la atención médica actual y futura.

La importancia de los cuidados intensivos

Los Cuidados Intensivos, más que una simple sala de hospital, encarnan la intersección de la tecnología médica avanzada, la experiencia clínica y una profunda humanidad en el mundo de la asistencia sanitaria. En el corazón del hospital, la Unidad de Cuidados Intensivos (UCI) es a menudo el último recurso para los pacientes cuyas vidas corren peligro. Su lugar y su importancia son innegables, tanto desde el punto de vista médico como social.

Desde un punto de vista puramente clínico, la UCI está especializada en el cuidado de los pacientes más críticos, aquellos en los que uno o más órganos no funcionan correctamente o están fallando. Puede tratarse del corazón, los pulmones, los riñones o incluso el cerebro. Los cuidados intensivos combinan la monitorización constante con complejas intervenciones médicas para estabilizar, tratar y, con suerte, revertir estos fallos orgánicos. Los pacientes que en otro tiempo habrían estado perdidos por problemas médicos insuperables pueden tener ahora una oportunidad de recuperación, gracias a las habilidades y tecnologías desplegadas en la reanimación.

Además de la tecnología y la experiencia clínica, los cuidados intensivos también son esenciales a nivel humano. La UCI es a menudo el escenario de emociones intensas, donde confluyen la esperanza y la desesperación, la alegría y el dolor. Es un recordatorio de la fragilidad de la vida y de la necesidad de una atención holística, que tenga en cuenta no sólo al paciente, sino también a su familia y seres queridos. La importancia de una comunicación clara, apoyo emocional y un profundo respeto por los deseos y necesidades del paciente y su familia es primordial.

En términos sociales, los cuidados intensivos son también un reflejo de nuestros valores colectivos. ¿Cómo asignamos los escasos recursos médicos? ¿Cómo equilibramos el objetivo de prolongar la vida con la calidad de esa vida? ¿Cómo navegamos por las turbias aguas de la ética médica, teniendo en cuenta los deseos, los derechos y la dignidad de los pacientes? Estas cuestiones cruciales surgen a diario en los cuidados intensivos y conforman nuestro enfoque colectivo de la medicina y la moralidad.

Por último, los cuidados intensivos también tienen una importancia estratégica en términos de salud pública. Ya sea durante epidemias, catástrofes naturales u otras crisis, la UCI desempeña un papel fundamental en la respuesta de nuestro sistema sanitario. Acontecimientos recientes, como la pandemia de COVID-19, han puesto de manifiesto la importancia vital de los cuidados intensivos en la gestión de las crisis sanitarias.

La importancia de los Cuidados Intensivos no puede subestimarse. Es tanto una proeza de la medicina moderna como un testimonio de nuestro compromiso con la vida humana, la dignidad y la salud. Cada momento pasado en la UCI es un recordatorio de la importancia de la compasión, la innovación y la excelencia en la búsqueda de la curación.

Definición y características específicas la Unidad de Cuidados Intensivos

La Unidad de Cuidados Intensivos (UCI) es mucho más que una simple sala de hospital: es el corazón palpitante de la medicina de urgencias, una primera línea dedicada a combatir los fallos vitales más graves y las afecciones potencialmente mortales. La unidad combina tecnología, experiencia clínica y atención humana para proporcionar cuidados integrales a los pacientes en estado crítico.

Definición de UCI :
La UCI es un centro hospitalario especializado diseñado para monitorizar, diagnosticar y tratar a pacientes con fallo agudo de uno o más sistemas orgánicos. Estos pacientes requieren una monitorización continua, intervenciones

médicas intensivas y, a menudo, asistencia tecnológica para mantener sus funciones vitales.

Características especiales de la UCI :

- **Equipamiento de última generación:** La UCI está equipada con dispositivos médicos avanzados, como monitores cardíacos, respiradores y máquinas de diálisis, entre otros. Este equipamiento no sólo nos permite monitorizar las constantes vitales de los pacientes en tiempo real, sino también proporcionarles asistencia vital cuando sus órganos ya no pueden funcionar correctamente.

- **Personal especializado:** La UCI cuenta con un equipo de profesionales altamente cualificados, entre los que se incluyen médicos intensivistas, enfermeras de cuidados intensivos, fisioterapeutas, nutricionistas y otros especialistas, todos ellos formados para satisfacer las necesidades específicas de los pacientes en estado crítico.

- **Atención integral:** Más allá de la simple monitorización, la UCI ofrece un enfoque holístico de la atención, que incluye intervenciones quirúrgicas, tratamientos farmacológicos avanzados, apoyo nutricional adecuado y atención psicológica para los pacientes y sus familias.

- **Entorno controlado:** El entorno de la UCI está cuidadosamente regulado en cuanto a limpieza, niveles de ruido e iluminación, para minimizar el estrés de los pacientes y optimizar las condiciones de curación.

- **Ética y comunicación: Debido a la** gravedad de los casos tratados en la UCI, a menudo surgen cuestiones éticas complejas. Por ello, la UCI se caracteriza por una comunicación transparente y respetuosa con los pacientes y sus familias, y se presta especial atención a las voluntades anticipadas, el consentimiento informado y las decisiones al final de la vida.

- **Investigación e innovación:** las UCI suelen estar a la vanguardia de la investigación médica, explorando nuevos métodos de tratamiento, fármacos y tecnologías para mejorar las tasas de supervivencia y la calidad de la atención a los pacientes en estado crítico.

La Unidad de Cuidados Intensivos es, por tanto, un espacio único, que combina conocimientos médicos y humanidad, para ofrecer una segunda oportunidad a quienes más lo necesitan. Es a la vez un símbolo del progreso de la medicina moderna y un recordatorio constante de la frágil interconexión entre la vida, la muerte y la ciencia.

Capítulo 2

LOS FUNDAMENTOS DE LA ENFERMERA DE CUIDADOS INTENSIVOS

Anatomía y fisiología : recordatorios esenciales

Para comprender plenamente la importancia y la complejidad de la Unidad de Cuidados Intensivos, es crucial tener un sólido conocimiento de los fundamentos de la anatomía y la fisiología. Estas disciplinas proporcionan una comprensión profunda de la estructura y la función de nuestro cuerpo, dos elementos inextricablemente unidos, y sirven de base para todo lo que se lleva a cabo en la UCI.

1. Sistema respiratorio :
   - **Anatomía:** Comprende las vías respiratorias superiores (nariz, boca, faringe, laringe) e inferiores (tráquea, bronquios, pulmones). Los alvéolos pulmonares son las pequeñas bolsas de aire donde se produce el intercambio gaseoso.
   - **Fisiología:** Asegura la oxigenación de la sangre mediante la inhalación de oxígeno y la exhalación de dióxido de carbono. El mecanismo respiratorio está regulado por el centro respiratorio situado en el cerebro.

2. Sistema cardiovascular :
   - **Anatomía:** El corazón es el órgano principal, que actúa como una bomba para impulsar la sangre a través de una compleja red de vasos (arterias, venas y capilares).
   - **Fisiología: Suministra** a cada célula del organismo oxígeno y nutrientes esenciales, al tiempo que elimina productos de desecho como el dióxido de carbono y la urea.

3. Sistema renal :
   - **Anatomía:** Formada principalmente por los riñones, los uréteres, la vejiga y la uretra.

- **Fisiología:** Filtra y elimina los productos de desecho de la sangre, regula el equilibrio de agua y electrolitos y produce orina.

4. Sistema nervioso :
- **Anatomía:** Se divide en sistema nervioso central (cerebro y médula espinal) y sistema nervioso periférico (nervios y ganglios).
- **Fisiología:** Regula y coordina las actividades del organismo, detecta e interpreta los estímulos externos e internos y genera las respuestas adecuadas.

5. Sistema digestivo :
- **Anatomía:** Incluye la boca, el esófago, el estómago, el intestino delgado, el intestino grueso, el hígado, la vesícula biliar y el páncreas.
- **Fisiología:** Transformación de los alimentos en nutrientes absorbibles para proporcionar energía y favorecer el crecimiento celular.

6. Sistema endocrino :
- **Anatomía:** Conjunto de glándulas (tiroides, paratiroides, glándulas suprarrenales, páncreas, hipófisis, etc.) que producen hormonas.
- **Fisiología:** Regulación de diversas funciones corporales, como el metabolismo, el crecimiento, el desarrollo y la respuesta al estrés, mediante la secreción de hormonas.

7. Sistema inmunitario :
- **Anatomía:** Incluye el timo, la médula ósea, los ganglios linfáticos, el bazo y la red de vasos linfáticos.
- **Fisiología:** Protege al organismo contra las infecciones y las enfermedades reconociendo y eliminando los agentes patógenos.

Al sumergirnos en estos sistemas y comprender sus interrelaciones, adquirimos una profunda apreciación de la complejidad del cuerpo humano. En la Unidad de Cuidados Intensivos, este conocimiento es esencial. Los fallos en cualquiera de estos sistemas pueden tener repercusiones en cascada y requerir una intervención rápida y especializada para estabilizar al paciente y favorecer su recuperación.

Patologías comunes en cuidados intensivos

La reanimación, al estar a la vanguardia de la gestión de los casos médicos más graves, trata una gran variedad de patologías. Ya se trate de afecciones agudas derivadas de un acontecimiento repentino o de complicaciones de una enfermedad crónica, la Unidad de Cuidados Intensivos está equipada para gestionar estas situaciones. He aquí un resumen de las patologías más frecuentes en cuidados intensivos:

1. Insuficiencia respiratoria aguda :
   - **Causas:** Neumonía, edema pulmonar, exacerbación de la EPOC, asma grave, embolia pulmonar, SDRA (síndrome de dificultad respiratoria aguda).

2. Shock y fallo hemodinámico :
   - **Causas:** shock séptico (debido a una infección grave), shock cardiogénico (problemas cardíacos), shock hemorrágico (grandes pérdidas de sangre), shock anafiláctico (reacción alérgica grave).

3. Trastornos neurológicos graves :
   - **Causas:** Accidente cerebrovascular, traumatismo craneal, meningitis, encefalitis, epilepsia no controlada.

4. Insuficiencia renal aguda :
- **Causas:** Glomerulonefritis, nefrotoxicidad (debida a ciertos medicamentos o toxinas), isquemia renal, complicaciones de patologías sistémicas.

5. Sepsis e infecciones graves :
- **Origen:** Infecciones bacterianas, víricas, fúngicas o parasitarias que se propagan por el torrente sanguíneo. Entre los orígenes más comunes se encuentran la neumonía, la meningitis, las infecciones del tracto urinario o las infecciones postoperatorias.

6. Traumatismos múltiples :
- **Causas:** Accidentes de tráfico, caídas de altura, traumatismos contusos, heridas de bala o arma blanca.

7. Complicaciones postoperatorias :
- **Causas:** Complicaciones tras una operación de corazón, un trasplante, una cirugía mayor de tórax o abdomen, o tras una operación con riesgo de complicaciones.

8. Fallo multiorgánico :
- **Origen:** Progresión de una de las afecciones anteriores o como resultado de una sepsis, una inflamación grave o una isquemia que afecte a varios órganos.

9. Trastornos metabólicos y endocrinos graves :
- **Causas:** cetoacidosis diabética, coma hiperosmolar, crisis tirotóxica (tormenta tiroidea), crisis addisoniana.

10. Intoxicación aguda :
- **Causas:** Sobredosis de fármacos, ingestión de sustancias tóxicas, intoxicación por monóxido de carbono.

Cada paciente de cuidados intensivos presenta un conjunto único de retos basados en su patología, historial médico y necesidades individuales. La gestión requiere a menudo un enfoque interdisciplinar, que combine medicina, cirugía, farmacología, fisioterapia y otras especialidades para proporcionar los mejores cuidados posibles.

Parámetros vitales :
seguimiento e interpretación

La monitorización de los parámetros vitales es fundamental en cuidados intensivos. Estas mediciones proporcionan una visión instantánea de la estabilidad y el bienestar fisiológico del paciente. Una monitorización regular y una interpretación correcta permiten anticiparse a las complicaciones, orientar las intervenciones y seguir la evolución del paciente.

1. Frecuencia cardiaca (FC) :
   - **Monitorización:** Utilizando un monitor cardiaco, un pulsioxímetro o manualmente en un punto de pulso.
   - **Interpretación:** Una frecuencia cardiaca alta (taquicardia) puede indicar fiebre, deshidratación, hemorragia o una respuesta al estrés. Una frecuencia cardiaca baja (bradicardia) puede ser normal en algunos individuos o indicar un problema cardiaco, una sobredosis de fármacos o un aumento de la presión intracraneal.

2. Presión arterial (PA) :
   - **Monitorización:** Con un tensiómetro automático o un catéter arterial para una medición invasiva continua.

- **Interpretación:** La hipertensión puede indicar dolor, una respuesta al estrés o una patología cardiaca. Una presión arterial baja puede indicar una hemorragia,
- insuficiencia cardiaca o septicemia.

3. Frecuencia respiratoria (FR) :
- **Monitorización:** Observación directa del ascenso y descenso de la caja torácica o a través de un sensor en el monitor del paciente.
- **Interpretación:** Una FR alta (taquipnea) puede deberse a dificultad respiratoria, acidosis o fiebre. Una FR baja (bradipnea) podría indicar sobredosis de fármacos, fatiga respiratoria o deterioro neurológico.

4. Temperatura :
- **Monitorización:** Termómetro de oído, boca, recto o piel.
- **Interpretación:** La fiebre suele sugerir infección, inflamación o una respuesta a ciertos fármacos. Una temperatura baja (hipotermia) puede ser el resultado de una exposición al frío, una sepsis o una insuficiencia suprarrenal.

5. Saturación de oxígeno (SpO2) :
- **Monitorización:** A través de un pulsioxímetro que suele colocarse en el dedo, la oreja o el pie.
- **Interpretación:** Una SpO2 baja indica hipoxemia, que puede deberse a una insuficiencia respiratoria, una embolia pulmonar o una derivación cardiaca.

6. Escala de dolor :
- **Seguimiento:** Utilizando escalas estandarizadas o simplemente entrevistando al paciente.
- **Interpretación:** El dolor puede influir en otros parámetros vitales y su tratamiento es esencial para el confort y la recuperación.

7. Estado de conciencia :
- **Monitorización:** Mediante la escala de Glasgow o la evaluación AVPU (alerta, respuesta vocal, respuesta al dolor, no reactiva).
- **Interpretación:** Una alteración puede indicar daño cerebral, intoxicación, hipoxia o hipoglucemia, entre otras cosas.

La monitorización regular y precisa de estos parámetros es esencial. Un cambio rápido o inesperado en uno de estos signos vitales puede ser el primer indicio de una complicación inminente, que requiera una intervención inmediata. En cuidados intensivos, donde cada segundo cuenta, el dominio de la monitorización e interpretación de los parámetros vitales es una habilidad inestimable.

Capítulo 3

TÉCNICAS E INTERVENCIONES ESPECÍFICAS

Vía de administración y gestión de catéteres

En la unidad de cuidados intensivos, la administración rápida y eficaz de fármacos y otras soluciones puede ser vital para la supervivencia de un paciente. Esto requiere un conocimiento profundo de las distintas vías de administración y un dominio impecable del manejo de catéteres.

1. Vía de administración :
   - **Vía oral:** Aunque a menudo se prefiere por su sencillez, esta vía puede no ser posible debido al estado del paciente (coma, intubación) o a la naturaleza del fármaco.
   - **Intravenosa (IV):** Proporciona acceso directo al torrente sanguíneo, lo que permite una acción rápida de los fármacos.
   - **Intraósea (IO):** Se utiliza cuando es necesario un acceso intravenoso rápido pero difícil de obtener. Consiste en introducir una aguja en la médula ósea.
   - **Vía subcutánea:** Principalmente para administrar insulina o anticoagulantes.
   - **Vía intramuscular:** Permite que el fármaco se absorba más lentamente que con la administración intravenosa.
   - **Transdérmico:** Mediante parches que liberan el fármaco en el torrente sanguíneo a través de la piel.
   - **Vía inhalada:** Para medicamentos diseñados para actuar directamente sobre las vías respiratorias, como los broncodilatadores.
2. Manejo del catéter :
   - Catéter venoso periférico :
     - **Inserción:** Elección del lugar en función de la anatomía del paciente y de la duración prevista de la infusión.

- **Cuidados:** Cambios regulares de apósitos, vigilancia de signos de infección o flebitis, mantenimiento de una asepsia estricta.
- Catéter venoso central (CVC) :
  - **Inserción:** Bajo guía ecográfica para reducir las complicaciones. Emplazamientos habituales: vena yugular interna, vena subclavia y vena femoral.
  - **Cuidados:** Vendaje estéril, vigilancia para detectar signos de infección, comprobación periódica de la posición mediante radiografías.
- Catéter arterial :
  - **Inserción:** A menudo en la arteria radial o femoral, para controlar la tensión arterial o tomar muestras de sangre.
  - **Cuidados:** Vigilar la perfusión distal, mantener la esterilidad, comprobar la curva de presión.
- Catéter Swan-Ganz o catéter de termodilución :
  - **Inserción:** Mide las presiones cardiacas y la saturación mixta de oxígeno.
  - **Cuidados:** Calibración regular, control de los parámetros hemodinámicos, prevención de infecciones.
- Catéter de diálisis :
  - **Inserción:** Para hemodiálisis o filtración glomerular continua.
  - **Cuidados:** Vigilancia de los signos de infección, evaluación de la función del catéter, mantenimiento de la asepsia.

El manejo de catéteres en cuidados intensivos requiere una amplia formación y una actualización periódica de las habilidades para evitar complicaciones. La manipulación adecuada, la supervisión rigurosa y la comprensión de cada tipo de catéter son esenciales para garantizar la seguridad y el bienestar del paciente.

Asistencia respiratoria : ventilación no invasiva intubación

En la reanimación, cuando los pulmones de un paciente no pueden proporcionar suficiente oxígeno al organismo ni eliminar adecuadamente el dióxido de carbono, la asistencia respiratoria puede ser vital. El manejo de los pacientes que requieren asistencia respiratoria ha progresado considerablemente a lo largo de las décadas, desde métodos menos invasivos hasta intervenciones más complejas como la intubación.

1. Ventilación no invasiva (VNI) :
   - **Finalidad e indicaciones :** La VNI favorece la función respiratoria sin tener que introducir un tubo en la tráquea. Suele utilizarse en las exacerbaciones de la EPOC, el edema pulmonar cardiogénico y ciertos tipos de neumonía.
   - CPAP (presión positiva continua en las vías respiratorias) :
     - Se trata de una presión positiva continua en las vías respiratorias que las mantiene abiertas, utilizada habitualmente para tratar la apnea del sueño y el edema pulmonar.
   - BiPAP (presión positiva binivel en las vías respiratorias) :
     - A diferencia de la CPAP, la BiPAP ofrece diferentes presiones de inhalación y exhalación, lo que proporciona un mejor apoyo a quienes tienen dificultades para exhalar contra presión positiva.

2. Indicaciones para la intubación :
Entre las razones por las que un paciente puede necesitar intubación se incluyen la dificultad respiratoria aguda, la protección de las vías respiratorias (por ejemplo, durante

una intervención quirúrgica), la incapacidad para eliminar CO_2 o la hipoventilación.

3. Procedimiento de intubación :
- **Preparación:** Asegure el acceso venoso, administre la sedación y los analgésicos adecuados y, a veces, agentes paralizantes. Coloque al paciente en posición de olfateo.
- **Técnica:** Mediante un laringoscopio, el médico visualiza las cuerdas vocales e introduce el tubo endotraqueal. La confirmación de la posición es vital y suele realizarse mediante capnografía y auscultación.
- **Posibles complicaciones:** Entre ellas se incluyen un tubo mal colocado, daños en las cuerdas vocales, intubación esofágica o neumotórax.

4. Ventilación mecánica :
Tras la intubación, el paciente suele conectarse a un ventilador mecánico que puede ajustarse a distintos modos en función de las necesidades del paciente, como la ventilación asistida/controlada (VAC) o la ventilación con un volumen o presión predefinidos.

5. Destete y extubación :
El destete es el proceso de reducción gradual de la dependencia del paciente de la ventilación mecánica. Debe planificarse y ejecutarse cuidadosamente. La extubación, o retirada del tubo, se produce cuando el paciente es capaz de respirar eficazmente por sí mismo.

El manejo de la dificultad respiratoria es complejo y requiere la coordinación entre médicos, enfermeras, fisioterapeutas respiratorios y otros miembros del equipo asistencial. Un conocimiento profundo de la evaluación respiratoria, las indicaciones de cada modo de asistencia y las posibles complicaciones es esencial para garantizar una gestión óptima en cuidados intensivos.

Gestión de las complicaciones y situaciones de emergencia

En la unidad de cuidados intensivos, cualquier momento puede convertirse en una situación de emergencia. Por ello, las enfermeras y todo el personal médico deben estar preparados para intervenir con rapidez y eficacia. El éxito en la gestión de las complicaciones depende de la capacidad de reconocer los primeros signos de alarma, de conocer a fondo la posible etiología y de aplicar un plan de intervención adecuado.

1. Parada cardiaca :
   - **Reconocimiento:** Ausencia de pulso, consciencia y respiración.
   - **Intervención:** Inicio inmediato de la reanimación cardiopulmonar (RCP), desfibrilación si está indicada, administración de medicación según el protocolo ACLS (Advanced Cardiac Life Support).

2. Dificultad respiratoria aguda :
   - **Posibles causas:** edema pulmonar, neumotórax, embolia pulmonar, aspiración.
   - **Intervención:** oxigenación, ajustes de la ventilación, eventualmente intubación o paracentesis torácica.

3. Shock séptico :
   - **Reconocimiento:** Hipotensión, taquicardia, alteración de la conciencia, oliguria.
   - **Intervención:** Administración rápida de fluidos, antibióticos, monitorización hemodinámica, posiblemente vasopresores.

4. Hemorragia interna o externa :
   - **Reconocimiento:** Hipotensión, taquicardia, palidez, ansiedad, hemorragia visible.

- **Intervención:** Detener la hemorragia, reanimación con líquidos, transfusión de sangre si es necesario.

5. Complicaciones neurológicas :
   - **Ejemplos:** apoplejía, hemorragia intracraneal, hernia cerebral.
   - **Intervención:** Estabilización, tomografía computarizada, control de la presión intracraneal, cirugía si es necesario.

6. Complicaciones metabólicas :
   - **Ejemplos:** hiperpotasemia, hipoglucemia, acidosis metabólica.
   - **Intervención:** Corrección de la anomalía mediante medicación, diálisis u otras medidas correctoras.

7. Complicaciones relacionadas con el equipo :
   - **Ejemplos:** desplazamiento del tubo endotraqueal, obstrucción del catéter, mal funcionamiento del ventilador.
   - **Intervención:** Reevaluación rápida del equipo, corrección o sustitución, supervisión continua.

8. Complicaciones infecciosas :
   - **Reconocimiento:** Fiebre, escalofríos, cambios en las pruebas de laboratorio, síntomas específicos del órgano afectado.
   - **Intervención:** Cultivos, antibióticos dirigidos, medidas de aislamiento.

Toda complicación o urgencia requiere un enfoque sistemático, guiado por una evaluación clínica exhaustiva y, a menudo, pruebas diagnósticas rápidas. La clave es una actuación rápida pero meditada, una comunicación eficaz con el equipo y una actualización constante de las habilidades y los conocimientos mediante una formación continua. En un entorno tan dinámico como la unidad de cuidados intensivos, la preparación es esencial.

Capítulo 4

EL ARTE DE LA COMUNICACIÓN EN CUIDADOS INTENSIVOS

Comunicación
con el paciente intubado o bajo sedación

La capacidad de comunicarse es una necesidad humana fundamental. Sin embargo, en cuidados intensivos, los pacientes intubados o sedados se encuentran a menudo en una situación en la que se les retira temporalmente el habla. Para los enfermeros, garantizar una comunicación eficaz con estos pacientes no sólo es esencial para una gestión clínica óptima, sino también para el bienestar emocional y psicológico del paciente.

1. La importancia de la comunicación :
   • **Reducir la ansiedad:** La incapacidad para hablar o moverse libremente puede causar un estrés intenso. Tranquilizar al paciente mediante la comunicación es esencial.
   • **Recopilación de información:** Incluso sin hablar, un paciente puede proporcionar información vital sobre su dolor, molestias u otras necesidades.

2. Métodos no verbales :
   • **Lectura labial:** Si el paciente es capaz de mover los labios sin emitir ningún sonido, la lectura labial puede ser una opción.
   • **Lenguaje de signos:** Pueden acordarse gestos sencillos, como un pulgar hacia arriba para decir "sí" o un movimiento de cabeza para decir "no".
   • **Tablero de comunicación:** Un tablero con palabras, letras o símbolos de uso común para que el paciente los señale.
   • **Escribir:** Si el paciente tiene suficiente fuerza y coordinación, puede escribir sus necesidades o preguntas.

3. Uso de la tecnología :
- **Tabletas o teléfonos inteligentes: Las** aplicaciones específicas pueden facilitar la comunicación, en particular las aplicaciones de texto a voz.
- **Luces o timbres:** Se puede poner en marcha un sistema sencillo para alertar al personal.

4. Interpretar las señales no verbales :
- **Expresiones faciales:** Una mueca puede indicar dolor, un ceño fruncido confusión.
- **Gestos:** Gestos como agarrarse el pecho pueden indicar dolor torácico.
- **Lenguaje corporal: La** inquietud, el movimiento inquieto u otros movimientos pueden indicar malestar o una necesidad no satisfecha.

5. Garantizar la presencia humana :
- **Tacto:** Un apretón de manos, una caricia en la frente o un simple roce pueden ofrecer consuelo y tranquilidad.
- **Hablar:** Aunque el paciente no pueda responder, hablar con regularidad, explicar lo que ocurre, poner su música favorita o la voz de un ser querido puede ser reconfortante.

6. Preparación para la comunicación :
- **Formación para cuidadores:** Las enfermeras deben recibir una formación específica para comunicarse con los pacientes no verbales.
- **Implicación de la familia:** A menudo, los familiares pueden interpretar señales sutiles que el personal médico puede pasar por alto.

La comunicación con un paciente intubado o sedado es un reto, pero sigue siendo un aspecto esencial de la gestión de la reanimación. Reconocer la necesidad del paciente de expresarse y comprender, e implementar estrategias para facilitar esta comunicación, puede mejorar enormemente su experiencia en cuidados intensivos.

Trabajar con el equipo médico: médicos, auxiliares de cuidados, y otros profesionales

La unidad de cuidados intensivos es un entorno complejo en el que la vida de los pacientes depende de intervenciones rápidas, precisas y coordinadas. Para los enfermeros, trabajar en estrecha colaboración con un equipo multidisciplinar es fundamental. Esta colaboración garantiza no sólo la seguridad del paciente, sino también una atención global óptima.

1. Comprender los roles :
   - **Médicos**: realizan el diagnóstico, definen el plan de tratamiento y suelen ser el punto central para coordinar la atención.
   - **Auxiliares de cuidados:** Ayudan con los cuidados básicos, como la higiene, la movilización y la nutrición.
   - **Otros profesionales:** fisioterapeutas, nutricionistas, farmacéuticos, psicólogos, etc., aportan sus conocimientos específicos para proporcionar una atención integral.

2. Comunicación eficaz :
   - **Comunicaciones específicas:** proporcionar información precisa y relevante durante las comunicaciones para garantizar la continuidad de la atención.
   - **Reuniones multidisciplinares:** Estas reuniones periódicas sirven para debatir casos complejos y

garantizar que todos los profesionales están alineados.

3. Defender las necesidades del paciente :
   - **Defensa:** La enfermera suele ser la principal defensora del paciente, asegurándose de que se tienen en cuenta sus necesidades y preferencias.
   - **Anticipación:** Anticiparse a las necesidades del paciente y comunicarse con el equipo para asegurarse de que se dispone de los recursos necesarios.

4. Gestión de conflictos :
   - **Reconocimiento:** Identifique rápidamente un desacuerdo o tensión y resuélvalo.
   - **Negociación:** encontrar soluciones comunes que respeten la experiencia de cada uno y den prioridad al mismo tiempo al bienestar del paciente.

5. Formación y educación continuas :
   - **Formación interprofesional:** Aprender juntos favorece una mejor comprensión de las funciones de cada uno.
   - **Talleres y simulaciones:** Recree escenarios complejos para practicar la colaboración en situaciones reales.

6. Apoyo mutuo :
   - **Bienestar del equipo:** Reconozca que cada miembro del equipo puede experimentar estrés o fatiga. Ofrezca apoyo y pida ayuda si es necesario.
   - **Retroalimentación: La** retroalimentación constructiva permite al equipo mejorar continuamente.

7. Documentación compartida :
- **Historia clínica electrónica: Garantizar** que la información esté actualizada, sea accesible y comprensible para todos los miembros del equipo.
- **Protocolos y directrices:** Disponer de directrices claras y compartidas garantiza que todos los miembros del equipo estén en la misma longitud de onda.

La colaboración en la unidad de cuidados intensivos no sólo es deseable, sino vital. Las enfermeras, en el centro de esta dinámica, no sólo deben sobresalir en sus propias habilidades, sino también saber interactuar, comunicarse y colaborar con multitud de profesionales. Aprovechando al máximo las competencias de cada uno, la atención al paciente será más eficaz.

Navegar en situaciones difíciles: familias en duelo, anuncios delicados

Uno de los aspectos más delicados de trabajar en una unidad de cuidados intensivos es gestionar los momentos de emoción intensa, ya sea por una noticia impactante, un pronóstico sombrío o la muerte de un paciente. Para las enfermeras, esto requiere una combinación de compasión, tacto y habilidad.

1. Comprender las etapas del duelo :
- **Negación:** La primera reacción suele ser de incredulidad. Es esencial dar tiempo a la familia para procesar la información.
- **Enfado: La** incomprensión puede llevar al enfado. La enfermera debe mantener la calma y dar apoyo, sin tomarse este enfado como algo personal.

- **Comerciación, depresión, aceptación:** Reconocer estas etapas puede ayudar a las enfermeras a ofrecer el apoyo adecuado.

2. Anunciar la noticia :
- **Preparación:** Prepárese mentalmente, elija un lugar tranquilo y privado y asegúrese de que es el momento adecuado.
- **Claridad y honestidad:** Utilice un lenguaje sencillo, evite la jerga médica y sea honesto sobre el pronóstico.
- **Empatía: Mostrar** empatía, escuchar en lugar de hablar y permitir que la familia exprese sus sentimientos.

3. Gestión de las reacciones emocionales :
- **Escucha activa:** Prestar un oído atento, reconocer las emociones de la familia y ofrecer apoyo.
- **Tranquilizar sin falsas esperanzas: Es** crucial ser realista a la vez que se ofrece tranquilidad.

4. Implicar al equipo asistencial :
- **Intervención especializada:** Si está disponible, llame a un equipo de apoyo psicosocial o a un trabajador social para que ayude a la familia.
- **Debriefing: Hable** con el equipo médico para asegurarse de que todos son conscientes de la situación y para recibir apoyo.

5. Respetar los rituales y las creencias :
- **Conocimiento: Infórmese** sobre las creencias y rituales culturales o religiosos de la familia y respételos en la medida de lo posible.
- **Flexibilidad:** Adaptar los cuidados y el apoyo a las necesidades de la familia.

6. Cuidarse a sí mismo :
- **Reconocer sus emociones: Es** normal que las enfermeras sientan emociones. Es esencial aceptarlas y encontrar formas de gestionarlas.
- **Descompresión:** Encuentre tiempo para relajarse, hable con sus compañeros o con un profesional y practique técnicas de relajación.

7. Apoyo en el duelo :
- **Memorial:** Si procede, ayude a la familia a organizar un memorial o una ceremonia en el hospital.
- **Seguimiento:** En algunos establecimientos, puede ofrecerse un seguimiento con la familia para proporcionarle apoyo adicional.

Las situaciones difíciles en la unidad de cuidados intensivos son inevitables, pero con un enfoque empático, informado y atento, las enfermeras pueden marcar una diferencia significativa para los pacientes y sus familias.

Capítulo 5

GESTIÓN EMOCIONAL Y BIENESTAR

Comprender el burn-out, fatiga por compasión y el estrés postraumático

La unidad de cuidados intensivos, con su ritmo frenético y sus situaciones a menudo críticas, es un crisol de emociones intensas. Para los cuidadores, trabajar allí significa no sólo enfrentarse a retos médicos, sino también emocionales y psicológicos. Tres fenómenos son especialmente notables: el agotamiento, la fatiga por compasión y el estrés postraumático.

El burn-out se menciona a menudo en el ámbito médico. Es un sentimiento de agotamiento profesional, en el que los cuidadores experimentan una profunda fatiga, una creciente desmotivación y una sensación de ineficacia. En el núcleo de este fenómeno se encuentra la pérdida de sentido. Las tareas cotidianas parecen insuperables, la distancia crece entre el profesional y sus pacientes y la pasión que solía impulsar el trabajo se desvanece.

Relacionada con el agotamiento, pero distinta de él, la **fatiga por compasión** se produce cuando los cuidadores se agotan emocionalmente como consecuencia de estar expuestos al sufrimiento ajeno. Es como si la capacidad de empatía, esa fina cualidad que convierte a muchos cuidadores en excelentes profesionales, se convirtiera en un arma de doble filo. A fuerza de sentir, simpatizar y acompañar, se instala una pesadez. Las historias de los pacientes ya no son anécdotas aisladas, sino un peso acumulado que pesa en el corazón.

Y luego está el **estrés postraumático**. En cuidados intensivos, no es raro presenciar situaciones traumáticas, muertes inesperadas y decisiones con consecuencias de largo alcance. Estos acontecimientos, aunque esté entrenado para afrontarlos, pueden dejar huella. Como un eco lejano, vuelven en forma de flashbacks, insomnio o ansiedad sorda.

Pero comprender estos fenómenos ya es un paso hacia su gestión. Significa reconocer que la vulnerabilidad no es una debilidad, sino una realidad humana. En su afán por ayudar, los cuidadores no deben olvidarse de ayudarse a sí mismos. Se pueden poner en marcha estrategias, ya sea encontrar un equilibrio entre la vida profesional y la personal, hablar con los colegas o buscar apoyo profesional.

La belleza de la profesión de cuidador reside en este don de sí mismo, en esta capacidad de estar ahí para los demás. Pero para seguir dando, también hay que saber llenarse, recargar las pilas y, a veces, aceptar que el dolor que se siente es el reflejo de una humanidad profundamente comprometida.

Técnicas de resistencia y autocuidado

Frente a las desgarradoras realidades de la unidad de cuidados intensivos, es imperativo que los cuidadores desarrollen mecanismos de resiliencia y practiquen el autocuidado. Estos métodos no son signos de debilidad, sino herramientas para preservar y fortalecer la salud mental, emocional y física.

1. Comprender la resiliencia :
La resiliencia no es la ausencia de emociones ante la adversidad, sino la capacidad de recuperarse de situaciones difíciles. Implica reconocer sus emociones, procesarlas y encontrar la manera de seguir adelante.

2. Cultivar la atención plena :

Practicar la meditación o la atención plena permite permanecer anclado en el momento presente. Ayuda a distanciarse de las emociones negativas, a gestionar mejor el estrés y a aumentar la tolerancia al dolor emocional.

3. Establecer límites :

Aprender a decir "no" o a pedir ayuda es esencial. Saber reconocer sus límites y darse permiso para tomarse un descanso es crucial para evitar el agotamiento.

4. Cuidados físicos :

El ejercicio, una dieta equilibrada y dormir lo suficiente son los cimientos de una buena salud. Ayudan a combatir el estrés, mejoran el estado de ánimo y fortalecen el sistema inmunológico.

5. Búsqueda de apoyo :

Hablar de sus experiencias y emociones con colegas, amigos o terapeutas puede ser de gran ayuda. Los grupos de apoyo, ya sean formales o informales, ofrecen un espacio seguro para compartir y sentirse comprendida.

6. Actividades regenerativas :

Todo el mundo necesita encontrar algo que le aporte recursos. Puede ser la lectura, el arte, la música, pasar tiempo con los seres queridos, la naturaleza, etc. Estas actividades le permiten desconectar, regenerarse y recuperar energía.

7. Diario :

Escribir con regularidad le permite expresar sus pensamientos y emociones, reflexionar sobre situaciones por las que ha pasado y encontrar soluciones o nuevas perspectivas.

8. Formación continua :
La formación en gestión del estrés, comunicación o técnicas de relajación puede ser muy beneficiosa. Ofrecen herramientas prácticas para afrontar los retos del trabajo.

9. Celebrar el éxito:
Incluso las pequeñas victorias merecen ser celebradas. Nos recuerdan el objetivo último de esta profesión: ayudar y curar.

10. Gratitud :
Se ha demostrado que practicar la gratitud, incluso en los momentos más oscuros, tiene efectos positivos en la salud mental. Puede hacerse mentalmente, por escrito o en voz alta.

La clave está en reconocer que cuidarse no es un lujo, sino una necesidad. En una profesión tan exigente como los cuidados intensivos, en la que se da tanto de uno mismo, es imperativo recordar que no se puede sacar de un pozo seco. La resiliencia y el autocuidado son los medios por los que nos aseguramos de que este pozo esté siempre reabastecido.

Apoyo entre iguales
y la importancia del debriefing

En el exigente mundo de los cuidados intensivos, los vínculos entre profesionales son más esenciales que nunca. Más allá de los protocolos y las técnicas, el elemento humano sigue estando en el corazón de la profesión. En este entorno, en el que las decisiones tienen consecuencias de largo alcance y las emociones se disparan, el apoyo entre compañeros y el debriefing son herramientas cruciales.

1. El poder del apoyo entre iguales :
Trabajar en una unidad de cuidados intensivos es intrínsecamente estresante. Enfermeras, médicos y otros profesionales son testigos habituales de situaciones estresantes. En este contexto, poder recurrir a un colega que comprenda la complejidad de estos momentos tiene un valor incalculable.

- **Comprensión mutua:** ¿Quién puede entender mejor la presión de una intubación difícil, la tristeza de perder a un paciente o la frustración de una situación complicada que un colega que ha pasado por lo mismo?
- **Compartir estrategias:** Hablar con compañeros no sólo le permite compartir emociones, sino también estrategias de afrontamiento, consejos y sugerencias.

2. La importancia del debriefing :
El debriefing, a menudo llevado a cabo tras acontecimientos significativos o traumáticos, permite que el equipo se reúna para discutir la situación.

- **Expresar y gestionar las emociones:** Después de un acontecimiento crítico, es crucial ser capaz de verbalizar sus sentimientos, ya sean de miedo, culpa, ira o cualquier otra cosa.
- **Analizar la situación:** El debriefing no es sólo emocional. También es una oportunidad para revisar las decisiones tomadas, evaluar las medidas adoptadas y considerar futuras mejoras.
- **Reforzar la cohesión del equipo:** Reunirse, compartir un momento de vulnerabilidad, refuerza los lazos entre los miembros del equipo. Esto crea un entorno de trabajo basado en la confianza y el respeto mutuo.

3. Establecer un apoyo regular :
No hay que esperar a que se produzca una crisis para apoyarse o informarse mutuamente. Lo mejor es establecer mecanismos regulares, como :

- **Reuniones periódicas del equipo:** Pueden servir para discutir casos, compartir preocupaciones o celebrar éxitos.
- **Formación sobre el debriefing:** Todos los miembros del equipo deben recibir formación sobre esta práctica, para que puedan beneficiarse plenamente de ella.
- **Crear un entorno abierto:** Fomentar una cultura en la que se acepte la expresión de las emociones y se fomente el debate.

En un campo tan exigente como el de los cuidados intensivos, la solidaridad y el apoyo mutuo no son sólo ventajas: son vitales. Ayudan a mantener el equilibrio, garantizan una calidad óptima de los cuidados y aseguran el bienestar de los que están en primera línea, día tras día.

Capítulo 6

ESTUDIOS DE CASOS REALES : APRENDER DE LA EXPERIENCIA

Insuficiencia respiratoria aguda

En cuidados intensivos, el fallo de un órgano o sistema puede conducir rápidamente a una cadena de complicaciones. La insuficiencia respiratoria aguda, en particular, es una de las emergencias médicas más comunes y críticas que requieren una intervención rápida y eficaz.

1. Definición :
La insuficiencia respiratoria aguda se define como la incapacidad de los pulmones para mantener unos niveles adecuados de oxigenación y/o una correcta eliminación del dióxido de carbono. Puede ser hipoxémica (falta de oxígeno) o hipercápnica (exceso de dióxido de carbono).

2. Causas comunes :
La insuficiencia respiratoria aguda puede producirse por diversos motivos, entre ellos:
- Neumonía
- Edema pulmonar agudo
- Asma grave
- Embolia pulmonar
- SDRA (síndrome de dificultad respiratoria aguda)
- Traumatismo torácico
- Inhalación de humos o productos químicos

3. Signos clínicos :
Los síntomas pueden variar en función de la causa y la gravedad, pero generalmente incluyen:
- Disnea (dificultad para respirar)
- Cianosis (tinte azulado de la piel, especialmente alrededor de los labios y las uñas)
- Taquipnea (respiración rápida)
- Uso de músculos accesorios para respirar
- Deterioro de la conciencia
- Sudando

4. Gestión de la unidad de cuidados intensivos :
La rapidez y la eficacia son esenciales para estabilizar a un paciente con insuficiencia respiratoria aguda.

- **Evaluación inicial:** Como en cualquier emergencia médica, el primer paso es una evaluación ABCD (vías respiratorias, respiración, circulación, discapacidad) para asegurarse de que las vías respiratorias están despejadas, evaluar la respiración, comprobar la circulación y evaluar el nivel de consciencia.
- **Oxigenoterapia: La** administración de oxígeno suele ser necesaria para aumentar la ingesta de oxígeno. Puede hacerse mediante una mascarilla, una cánula nasal o, en casos graves, ventilación mecánica.
- **Tratamiento específico:** El tratamiento dependerá de la causa subyacente de la insuficiencia. Puede incluir medicación, como broncodilatadores para el asma, antibióticos para la neumonía o diuréticos para el edema pulmonar.
- **Monitorización continua:** En cuidados intensivos, la monitorización es esencial. Esto incluye la medición regular de los gases sanguíneos, el control de la saturación de oxígeno, la evaluación del trabajo respiratorio y la auscultación de los pulmones.

La insuficiencia respiratoria aguda es una emergencia médica que requiere experiencia, una rápida toma de decisiones y una estrecha colaboración entre todos los profesionales sanitarios. En la unidad de cuidados intensivos, el objetivo no es sólo estabilizar al paciente, sino también tratar la causa subyacente para evitar complicaciones posteriores.

Manejo del shock séptico

El shock séptico es una de las emergencias médicas más graves y se encuentra a menudo en cuidados intensivos.

Es una complicación de la infección que puede provocar fallos orgánicos múltiples y la muerte si no se trata rápida y adecuadamente. La comprensión y el tratamiento rápido de este síndrome son esenciales para mejorar las tasas de supervivencia.

1. Comprender el shock séptico :
El shock séptico está desencadenado por una infección que provoca una respuesta inflamatoria sistémica en todo el organismo. Esta respuesta puede provocar una reducción del gasto cardíaco y una mala perfusión de los órganos vitales.

2. Signos y síntomas :
Pueden variar, pero a menudo incluyen :
  • Fiebre o hipotermia
  • Pulso rápido y débil
  • Respiración rápida
  • Presión arterial baja a pesar del tratamiento adecuado
  • Deterioro de la conciencia
  • Disminución de la diuresis
  • Cianosis

3. Tratamiento inicial :
  • **Reanimación con volumen: La** administración rápida de fluidos intravenosos es crucial para aumentar el gasto cardíaco y la perfusión de los órganos.
  • **Terapia antibiótica:** Los antibióticos deben administrarse lo antes posible tras la recogida del cultivo para combatir la causa subyacente de la infección.
  • **Mantenimiento de la perfusión:** En los casos en los que la presión arterial no responda a la reanimación con volumen, pueden ser necesarios fármacos vasopresores como la norepinefrina.

4. Supervisión y apoyo de los organismos :
- **Monitorización hemodinámica:** Puede ser necesaria una monitorización invasiva, como un catéter arterial o un catéter de Swan-Ganz, para evaluar la presión arterial, el gasto cardíaco y otros parámetros.
- **Asistencia respiratoria:** Muchos pacientes en shock séptico requieren ventilación mecánica debido a la dificultad respiratoria o a la protección de las vías respiratorias.
- **Apoyo renal: En caso de** insuficiencia renal, puede ser necesaria una depuración extrarrenal, como la diálisis.
- **Control glucémico:** Controlar los niveles de azúcar en sangre es esencial, ya que unos niveles altos o inestables pueden empeorar la enfermedad.

5. Enfoque global :
- **Encontrar el origen:** Identificar y tratar el origen de la infección es fundamental. Esto puede requerir cirugía, por ejemplo para drenar un absceso.
- **Control de laboratorio:** Los lactatos en sangre, los hemogramas completos, los cultivos y las pruebas bioquímicas son esenciales para evaluar la gravedad y orientar el tratamiento.

El tratamiento del shock séptico es un reto que requiere un reconocimiento precoz, una intervención rápida y un enfoque multidisciplinar. Con un manejo adecuado, las posibilidades de supervivencia de los pacientes pueden mejorar mucho. Pero es crucial recordar que cada minuto cuenta y que la coordinación entre enfermeras, médicos y otros profesionales sanitarios es esencial para garantizar el mejor resultado para el paciente.

Intervenir en un caso insuficiencia renal aguda

La insuficiencia renal aguda (IRA) es una afección en la que los riñones pierden repentinamente su capacidad de filtrar los productos de desecho de la sangre. Puede desarrollarse en cuestión de horas o días y puede ser mortal si no se trata rápidamente. En cuidados intensivos, la gestión de la IRA requiere especial atención y pericia.

1. Comprender la insuficiencia renal aguda :
La IRA puede deberse a varios factores, como la reducción del flujo sanguíneo a los riñones, el daño renal directo o la obstrucción del flujo de orina.

2. Causas comunes :
   * Hipovolemia
   * Shock séptico
   * Fármacos nefrotóxicos
   * Glomerulonefritis
   * Obstrucción de las vías urinarias, como en el caso de los cálculos renales
   * Isquemia renal

3. Reconocer los signos y síntomas :
   * Disminución de la diuresis (producción de orina)
   * Hinchazón de las piernas, los tobillos o los pies
   * Fatiga o confusión
   * Náuseas
   * Dolor en el pecho o dificultad para respirar
   * Hiperpotasemia (niveles elevados de potasio en la sangre)

4. Gestión de la unidad de cuidados intensivos :
   * **Restablecer la perfusión renal:** Si el FRA se debe a hipovolemia o shock, puede ser necesaria la

administración de fluidos intravenosos y/o fármacos para mantener la presión arterial.

- **Evite los fármacos nefrotóxicos:** Ciertos fármacos pueden agravar el FRA, por lo que es crucial evaluar todos los medicamentos que esté tomando y ajustarlos en consecuencia.
- **Seguimiento cuidadoso: La** medición regular de la diuresis, los electrolitos sanguíneos, la creatinina y la urea es esencial para evaluar la función renal y guiar el tratamiento.
- **Tratamiento de los desequilibrios electrolíticos:** Los desequilibrios, en particular la hiperpotasemia, pueden ser mortales y requieren una intervención rápida.
- **Apoyo renal:** En los casos graves en los que los riñones no recuperan rápidamente su función, puede ser necesaria una depuración extrarrenal temporal, como la diálisis o la hemofiltración.

5. Trabajar con especialistas :
La consulta nefrológica precoz suele estar indicada para orientar el tratamiento y tomar decisiones sobre intervenciones más invasivas como la diálisis.

La insuficiencia renal aguda en cuidados intensivos requiere una gestión multidisciplinar, una estrecha vigilancia y una intervención rápida. Debe hacerse hincapié en la prevención, el tratamiento de la causa subyacente y el apoyo a la función renal. Con una intervención y colaboración adecuadas, muchos casos de IRA pueden revertirse, permitiendo la recuperación de la función renal.

Capítulo 7

EQUIPAMIENTO Y TECNOLOGÍA EN CUIDADOS INTENSIVOS

Máquinas y monitores de ventilación

En cuidados intensivos, la ventilación mecánica suele ser vital para ayudar a los pacientes con dificultad respiratoria o para proteger sus vías respiratorias. Las máquinas de ventilación y los monitores asociados son fundamentales en esta intervención. Comprender cómo funcionan, sus modos y los parámetros que monitorizan es esencial para cualquier profesional que trabaje en cuidados intensivos.

1. Introducción a la ventilación mecánica :
La ventilación mecánica es un método para sustituir o apoyar la función respiratoria de un paciente mediante el uso de una máquina que suministra una mezcla de aire y oxígeno directamente a los pulmones.

2. Máquinas de ventilación :
- **Ventiladores de volumen constante:** suministran un volumen definido de aire con cada respiración, independientemente de las variaciones de presión.
- **Ventiladores de presión constante:** Suministran aire a una presión definida y el volumen puede variar en función de la distensibilidad pulmonar y la resistencia de las vías respiratorias.
- **Ventiladores híbridos:** Combinan las características de los dos ventiladores anteriores, permitiendo una mayor flexibilidad en el tratamiento.

3. Modos de ventilación habituales :
- **Volumen controlado (VC): Se** administra un volumen predefinido para cada respiración.
- **Presión controlada (PC):** La máquina suministra aire hasta que se alcanza una presión establecida.
- **Respiración asistida/controlada (A/C):** Permite tanto la respiración espontánea como la mecánica.

- Soporte de **presión (PS):** Ayuda a cada respiración espontánea del paciente proporcionando un soporte de presión predefinido.
- **Ventilación de alta frecuencia:** Utiliza respiraciones muy rápidas y de bajo volumen para oxigenar los pulmones minimizando los daños.

4. Monitores asociados :

La monitorización en tiempo real del paciente ventilado es crucial para garantizar una ventilación segura y eficaz.

- **Medición del volumen corriente:** Cantidad de aire suministrado con cada respiración.
- **Presión en las vías respiratorias:** Indica la presión en los pulmones durante la ventilación.
- **Frecuencia respiratoria:** Número de respiraciones por minuto, ya sean iniciadas por el paciente o por la máquina.
- **Capnografía:** Mide la concentración de CO_2 exhalado, esencial para evaluar la ventilación alveolar.
- **Saturación de oxígeno (SpO2):** Mide el porcentaje de hemoglobina ligada al oxígeno en la sangre, lo que refleja la eficacia de la oxigenación.

5. Aspectos prácticos y seguridad :

- **Alarmas:** Todas las máquinas de ventilación están equipadas con alarmas para señalar desviaciones de los parámetros establecidos, desconexiones u obstrucciones.
- **Mantenimiento y comprobaciones : Las** comprobaciones regulares y el mantenimiento preventivo son esenciales para que estas máquinas vitales funcionen sin problemas.
- **Educación y formación:** Todos los profesionales que trabajan en cuidados intensivos deben estar formados en el uso, la monitorización y la detección precoz de los problemas relacionados con el ventilador.

La ventilación mecánica es una piedra angular de la gestión de los cuidados intensivos. Dominar la tecnología, comprender los distintos modos de ventilación e interpretar los datos del monitor son habilidades esenciales para garantizar un tratamiento seguro y eficaz. La estrecha colaboración entre médicos, enfermeras, terapeutas respiratorios y técnicos es esencial para optimizar el cuidado de los pacientes ventilados.

El equipo monitorización hemodinámica

La monitorización hemodinámica es esencial para evaluar y guiar el tratamiento de los pacientes en estado crítico en las unidades de cuidados intensivos. Proporciona una ventana en tiempo real de la función cardiovascular del paciente, permitiendo intervenciones rápidas y específicas en respuesta a los cambios hemodinámicos.

1. Introducción a la monitorización hemodinámica :
La monitorización hemodinámica permite controlar los parámetros vitales relacionados con la circulación sanguínea y la función cardiaca.

2. Monitores no invasivos :
- **Tensiómetro no invasivo (NIBP):** Medición periódica de la tensión arterial mediante un manguito inflable.
- **Pulsioximetría (SpO2):** Evalúa la saturación de oxígeno en sangre mediante un sensor que suele colocarse en la yema del dedo.
- **Electrocardiografía (ECG):** Monitoriza la actividad eléctrica del corazón, lo que permite detectar arritmias y otras anomalías cardiacas.

3. Monitores invasivos :

- **Catéter arterial:** Suele colocarse en la arteria radial o femoral, permite la medición continua de la tensión arterial y facilita la toma de muestras de sangre.

- **Swan-Ganz o catéter con balón para la arteria** pulmonar: **Se** inserta a través de una vena central y se hace avanzar hasta la arteria pulmonar, mide la presión arterial pulmonar, la presión venosa central (PVC) y el gasto cardiaco.

4. Monitores avanzados :

- **Cardiometría de contracorriente (PICCO):** Combinación de cateterismo arterial y técnicas de termodilución para estimar el gasto cardiaco y otros parámetros.

- **Doppler esofágico:** Utiliza ultrasonidos para estimar el gasto cardiaco y visualizar el flujo sanguíneo en las principales cavidades cardiacas.

- **Monitorización de la bioimpedancia o biorreactancia:** Mide las variaciones de la resistencia eléctrica del tórax para estimar el volumen sanguíneo y el gasto cardíaco.

5. Interpretación y aplicación :

- **Control del volumen:** uso de datos hemodinámicos para guiar la reanimación con líquidos y el uso de vasopresores o inotrópicos.

- **Evaluación de la función cardiaca:** Detección de la insuficiencia cardiaca y orientación para las intervenciones de apoyo al corazón.

- **Seguimiento tras la cirugía cardiaca:** Seguimiento postoperatorio para detectar complicaciones y ajustar las terapias.

6. Seguridad y precauciones :

- **Complicaciones potenciales:** Es esencial vigilar los lugares de inserción del catéter para evitar infecciones, hemorragias o trombosis.
- **Alarmas:** Los monitores están equipados con alarmas que se activan ante desviaciones de los parámetros definidos, lo que permite una intervención rápida.
- **Formación:** El personal de enfermería de cuidados intensivos debe estar formado en el uso, la monitorización y la detección rápida de problemas asociados a los dispositivos de monitorización hemodinámica.

La monitorización hemodinámica es una piedra angular de la gestión de pacientes en cuidados intensivos. Requiere un conocimiento profundo de los parámetros que se monitorizan, habilidades técnicas para instalar y mantener el equipo, y la capacidad de interpretar y actuar en función de los datos en tiempo real para garantizar el mejor manejo posible del paciente.

Innovaciones tecnológicas y telemedicina

En el siempre cambiante panorama médico de los cuidados intensivos, la tecnología está desempeñando un papel sin precedentes a la hora de mejorar la atención al paciente y facilitar la colaboración entre los profesionales sanitarios. La era digital ha visto nacer la telemedicina, que fusiona los conocimientos médicos y la tecnología para ampliar el alcance de la asistencia, especialmente en situaciones en las que la proximidad física es difícil.

1. Introducción a las innovaciones tecnológicas en cuidados intensivos :

Los avances tecnológicos han cambiado profundamente la forma de tratar a los pacientes de cuidados intensivos, proporcionando herramientas más precisas para el diagnóstico, el tratamiento y la monitorización.

2. Historia clínica electrónica (HCE) :
- **Información centralizada:** los EMR reúnen toda la información del paciente en un único lugar, lo que mejora la eficacia y la seguridad de la asistencia.
- **Interactividad:** Proporcionan actualizaciones en tiempo real, alertas para los profesionales sanitarios y análisis en profundidad de los datos de los pacientes.

3. Dispositivos de control remoto :
- **Monitores conectados:** estos dispositivos envían datos vitales a un lugar centralizado, lo que permite una vigilancia constante, incluso a distancia.
- **Aplicaciones móviles:** Permiten a los profesionales sanitarios controlar a los pacientes a distancia, recibir alertas y consultar información crucial en cualquier momento.

4. Telemedicina en cuidados intensivos :
- **Consultas virtuales:** los expertos pueden intervenir, ofreciendo asesoramiento especializado sin estar físicamente presentes junto al paciente.
- **Monitorización a distancia: los** centros de telemedicina pueden monitorizar a varios pacientes en distintos lugares, lo que garantiza que cualquier anomalía se identifique y trate rápidamente.
- **Educación y formación:** La telemedicina ofrece oportunidades de formación continua para el personal, con seminarios web, simulaciones virtuales y otros recursos.

5. Inteligencia artificial (IA) y análisis de datos :
- **Predicción de complicaciones:** Los algoritmos de IA pueden analizar los datos de los pacientes para identificar a los que corren riesgo de sufrir complicaciones.
- **Asistencia al diagnóstico:** la IA puede ayudar a detectar anomalías en las imágenes médicas o en los trazados de ECG, por ejemplo.
- **Optimización de la gestión: el** análisis de grandes cantidades de datos puede orientar las decisiones de tratamiento para maximizar las posibilidades de éxito.

6. Retos y consideraciones éticas :
- **Seguridad de los datos: La** centralización de los datos plantea problemas de confidencialidad y seguridad.
- **Fiabilidad:** La adopción de nuevas tecnologías requiere una cuidadosa verificación para garantizar su fiabilidad.
- **Acceso y desigualdades:** Es esencial garantizar que los beneficios de la telemedicina y las innovaciones tecnológicas lleguen a todos los pacientes, independientemente de su situación geográfica o socioeconómica.

La integración de las innovaciones tecnológicas en los cuidados intensivos ha transformado la forma en que se prestan los cuidados. Aunque ofrecen enormes beneficios, estas tecnologías requieren una formación continua, una evaluación constante y atención a las cuestiones éticas. El reto consiste en cómo integrar estas herramientas para mejorar los cuidados garantizando al mismo tiempo la seguridad, la ética y la equidad para todos los pacientes.

Capítulo 8

FARMACOLOGÍA EN CUIDADOS INTENSIVOS

Medicamentos de uso común en cuidados intensivos

La complejidad del manejo de los pacientes en cuidados intensivos requiere el uso de muchos medicamentos, a menudo potentes, para tratar, estabilizar o apoyar las funciones corporales vitales. Esta gama de medicamentos es muy amplia y responde a una multitud de necesidades clínicas.

1. Introducción a los fármacos en cuidados intensivos :
Los fármacos utilizados en cuidados intensivos son esenciales para responder a situaciones agudas, a fallos orgánicos y para mantener o estabilizar los parámetros vitales.

2. Agentes cardiovasculares :
- **Vasopresores (noradrenalina, adrenalina):** Se utilizan para aumentar la tensión arterial en casos de hipotensión grave.
- **Inotrópicos (dobutamina, milrinona):** Mejoran la contractilidad cardiaca.
- **Antihipertensivos (nitroprusiato, labetalol):** Se utilizan para reducir la hipertensión arterial.

3. Medicamentos respiratorios :
- **Broncodilatadores (salbutamol, ipratropio):** Dilatan las vías respiratorias en caso de broncoespasmo.
- Corticosteroides (hidrocortisona, metilprednisolona): Reducen la inflamación pulmonar.

4. Agentes neurológicos y sedación :
- **Sedantes (midazolam, propofol):** Se utilizan para la sedación en casos de intubación o agitación.
- **Anticonvulsivos (fenitoína, levetiracetam):** Para tratar o prevenir los ataques epilépticos.
- Analgésicos (morfina, fentanilo): Para aliviar el dolor.

5. Agentes renales y electrolíticos :

- **Diuréticos (furosemida, manitol):** Ayudan a eliminar el exceso de líquido.
- **Suplementos y correctores electrolíticos (cloruro potásico, bicarbonato sódico):** Corrigen los desequilibrios electrolíticos.

6. Medicamentos antiinfecciosos :

- **Antibióticos (cefazolina, meropenem):** Para tratar diversas infecciones bacterianas.
- **Agentes antifúngicos (fluconazol, anfotericina B):** Para tratar las infecciones fúngicas.
- **Antivirales (aciclovir, oseltamivir):** Para las infecciones víricas.

7. Medicamentos gastrointestinales :

- **Fármacos antiulcerosos (omeprazol, ranitidina):** Protegen la mucosa gástrica y previenen las úlceras de estrés.
- **Procinéticos (metoclopramida):** Facilitan la motilidad gastrointestinal.

8. Medicamentos endocrinos :

- **Insulina:** Para regular los niveles de azúcar en sangre.
- **Hormonas tiroideas:** En ciertos casos de disfunción tiroidea.

9. Anticoagulantes y hemostáticos :

- **Heparina, warfarina:** Previenen la coagulación.
- **Protamina:** Antídoto de la heparina.
- **Factores de coagulación:** En caso de hemorragia o coagulopatía.

El manejo de los fármacos en cuidados intensivos es crucial para el personal de enfermería. Cada agente tiene sus propias indicaciones, contraindicaciones, interacciones y efectos secundarios. Un uso juicioso, basado en un conocimiento profundo, garantiza una gestión óptima y minimiza los riesgos asociados a la medicación.

Administración y gestión efectos secundarios

La administración eficaz de fármacos es un componente esencial de los cuidados de reanimación. Sin embargo, debido a la potencia y complejidad de los fármacos utilizados, la supervisión y gestión de los efectos secundarios es igual de crucial para garantizar la seguridad y el bienestar del paciente.

1. Introducción :
La gestión de los medicamentos en cuidados intensivos va más allá de la simple administración. Implica una vigilancia constante de las respuestas de los pacientes, la detección precoz de efectos adversos y una intervención rápida para mitigarlos.

2. Protocolos de administración :
- **Comprobación previa a la administración:** para garantizar que se administra el fármaco adecuado al paciente adecuado, en la dosis adecuada, por la vía adecuada y en el momento adecuado.
- **Técnicas de administración:** los conocimientos específicos necesarios para administrar fármacos por diversas vías, como la intravenosa, la oral o la inhalada.
- **Control tras la administración:** Control inmediato tras la administración para detectar cualquier signo de reacción.

3. Efectos secundarios comunes :
- **Reacciones alérgicas:** Síntomas como erupciones cutáneas, edema, disnea o shock anafiláctico.
- **Toxicidades órgano-específicas:** Por ejemplo, nefrotoxicidad con ciertos antibióticos o cardiotoxicidad con ciertos fármacos.
- **Efectos sobre el sistema nervioso central:** Somnolencia, mareo o agitación con ciertos analgésicos o sedantes.

4. Prevención de efectos secundarios :
- **Titulación:** Ajuste de la dosis para obtener el efecto deseado sin efectos secundarios.
- **Monitorización terapéutica:** Utilice pruebas de laboratorio para monitorizar los niveles de fármacos, en particular los que tienen un margen terapéutico estrecho.
- **Educación del paciente:** Informar a los pacientes (siempre que sea posible) y a sus familias de los posibles efectos secundarios para poder detectarlos a tiempo.

5. Respuesta a los efectos secundarios :
- **Ajuste de la dosis:** Reduzca o aumente la dosis en función de la situación.
- **Antídotos:** Algunas drogas tienen antídotos específicos para contrarrestar sus efectos.
- **Apoyo sintomático:** Por ejemplo, administrar antihistamínicos para una reacción alérgica.

6. Implicaciones psicológicas y emocionales :
- **Ansiedad y confusión:** Algunas drogas pueden inducir estados mentales alterados. El reconocimiento y la mitigación de estos efectos son cruciales.
- **Comunicación:** Explique a la familia y al paciente (si es posible) las razones de los cambios de humor o comportamiento debidos a la medicación.

7. Colaboración interprofesional :
  - **Papel del farmacéutico:** Los farmacéuticos son aliados inestimables para ayudar a optimizar la administración de medicamentos, proporcionar información sobre las interacciones entre fármacos y asesorar sobre la gestión de los efectos secundarios.
  - **Equipos interdisciplinarios:** La colaboración entre enfermeras, médicos, farmacéuticos y otros profesionales sanitarios es esencial para una gestión óptima de los medicamentos.

La gestión de los efectos secundarios en cuidados intensivos requiere un seguimiento riguroso, una intervención rápida y una estrecha colaboración entre los profesionales sanitarios. Todo medicamento tiene el potencial de aportar un beneficio terapéutico, pero es esencial sopesar estos beneficios frente a los riesgos potenciales. El objetivo principal es siempre garantizar la seguridad, la comodidad y el bienestar del paciente.

Profilaxis antibiótica y gestión de infecciones

Uno de los principales retos de los cuidados intensivos es la prevención y el tratamiento de las infecciones. La profilaxis antibiótica, es decir, el uso de antibióticos para prevenir las infecciones, desempeña un papel esencial a este respecto. Sin embargo, el enfoque adecuado requiere un delicado equilibrio entre la prevención de las infecciones y la limitación de la resistencia a los antibióticos.

1. Introducción:
El entorno de los cuidados intensivos es especialmente propenso a las infecciones: pacientes en estado crítico, procedimientos invasivos frecuentes y una alta tasa de uso

de antibióticos. De ahí la importancia de la profilaxis antibiótica y de una gestión eficaz de las infecciones.

2. Principios de la profilaxis antibiótica :
- **Focalización: La** profilaxis antibiótica no es universal; se utiliza en situaciones o procedimientos específicos con un alto riesgo de infección.
- **Duración:** Suele ser de corta duración para limitar el desarrollo de resistencias.
- **Elección del antibiótico:** El antibiótico debe ser eficaz contra los patógenos más probables para el procedimiento o la situación en cuestión.

3. Situaciones que requieren profilaxis antibiótica :
- **Cirugía de alto riesgo: por ejemplo,** procedimientos cardiovasculares, trasplantes.
- **Traumatismos graves:** fracturas abiertas, traumatismos craneoencefálicos.
- Inserción de dispositivos médicos invasivos: catéteres centrales, drenajes.

4. Reconocimiento y seguimiento de las infecciones :
- **Signos clínicos:** Fiebre, leucocitosis, cambios en la presión sanguínea.
- **Examen microbiológico:** hemocultivos, urocultivos, cultivos de fluidos corporales.

5. Gestión de infecciones conocidas :
- **Inicio rápido del tratamiento :** La administración rápida de antibióticos suele ser vital.
- **Terapia adaptativa:** Ajuste del tratamiento en función de la sensibilidad de los patógenos identificados.
- **Terapia secuencial: Pasar** de la terapia intravenosa a la oral en cuanto el paciente esté estable.

6. Prevención de las infecciones asociadas a la asistencia sanitaria :
- **Higiene de las manos:** La medida más sencilla y eficaz para prevenir la transmisión de infecciones.
- **Precauciones de aislamiento:** En el caso de pacientes infectados o colonizados por patógenos resistentes.

7. El problema de las bacterias multirresistentes:
- **Vigilancia:** Es esencial detectar rápidamente la colonización o la infección por cepas resistentes.
- **Estrategias de control:** aislamiento de los pacientes, refuerzo de la desinfección y limitación del uso de antibióticos de amplio espectro.

8. Educación y formación :
- **Equipo médico:** Sensibilización sobre buenas prácticas de higiene, protocolos de profilaxis antibiótica y gestión de antibióticos.
- **Pacientes y familiares:** concienciación sobre la importancia de la higiene de las manos y reconocimiento de los signos de infección.

La profilaxis antibiótica y la gestión de las infecciones en la unidad de cuidados intensivos constituyen un verdadero reto que requiere un enfoque polifacético. El objetivo es doble: proteger a los pacientes de las infecciones y preservar al mismo tiempo la eficacia de los antibióticos para el futuro.

Capítulo 9

Ética
Y
LEGISLACIÓN
EN
CUIDADOS
INTENSIVOS

Decisiones al final de la vida y limitando los cuidados

En el agitado mundo de los cuidados intensivos, donde la vida se codea constantemente con la muerte, las decisiones sobre el final de la vida y la limitación de los cuidados se encuentran entre los retos más delicados y emocionales para el equipo médico, los pacientes y sus familias.

1. Introducción:
Ante situaciones en las que la recuperación ya no es posible o en las que las intervenciones médicas pueden prolongar la vida sin mejorar su calidad, los profesionales sanitarios están llamados a tomar decisiones complejas sobre el final de la vida.

2. Ética y principios rectores :
- **Autonomía:** Respetar los deseos y preferencias del paciente, cuando se conozcan.
- **Beneficio y no beneficio: sopesar los** beneficios y los riesgos de los tratamientos.
- **Justicia:** Garantizar que los recursos se utilicen de forma equitativa y que cada paciente reciba la atención adecuada.

3. Comunicación :
- **Discusión temprana:** Discuta los deseos y preferencias del paciente mucho antes de que la situación se vuelva crítica.
- **Diálogo abierto:** Garantice una comunicación transparente con el paciente (cuando sea posible) y su familia sobre su estado, las opciones de tratamiento y los resultados esperados.

4. Limitación de los cuidados :
- **No emprender:** Elegir no iniciar un tratamiento o intervención por su presunta inutilidad o por los deseos del paciente.
- **Interrumpir:** Interrumpir un tratamiento o procedimiento que ya está en marcha porque se considera innecesario o contrario a los deseos del paciente.

5. Sedación paliativa :
- **Objetivo:** Aliviar los síntomas insoportables al final de la vida, como el dolor o la ansiedad, sin la intención de acelerar la muerte.
- **Métodos:** Elección de la medicación, ajuste de las dosis y seguimiento de los efectos.

6. Rechazo del tratamiento por parte del paciente :
- **El derecho del paciente:** Todo el mundo tiene derecho a rechazar un tratamiento, incluso si ello puede provocar la muerte.
- **Voluntades anticipadas :** Documento redactado por el paciente, en el que expresa sus deseos relativos a sus cuidados al final de la vida.

7. Apoyo a la familia :
- **Apoyo emocional:** Ayudar a la familia a superar este difícil periodo y a elaborar el duelo.
- **Inclusión en la toma de decisiones:** Implicar a la familia en la toma de decisiones, respetando los deseos del paciente.

8. Las secuelas: duelo y apoyo :
- **Debriefing:** Conversaciones post-mortem con el equipo médico para comprender las decisiones tomadas.

- **Apoyo psicológico:** ofrecer sesiones de asesoramiento o terapia para ayudar a afrontar el duelo.

9. Formación y apoyo al equipo médico :
   - **Formación ética:** Formación periódica para el equipo sobre los principios éticos y las mejores prácticas en las decisiones relativas al final de la vida.
   - **Apoyo emocional:** Proporcionar un espacio en el que los miembros del equipo puedan expresar sus emociones y recibir apoyo.

Las decisiones sobre el final de la vida en cuidados intensivos son profundamente humanas, requieren una escucha atenta, una profunda compasión y un fuerte sentido de la ética. Respetando los deseos y la dignidad del paciente, al tiempo que se apoya a la familia y al equipo médico, estas decisiones pueden tomarse con integridad y humanidad.

Legislación sobre donación de órganos

La donación de órganos es una de las áreas más delicadas y complejas de la medicina. En el contexto de los cuidados intensivos, la posibilidad de extraer órganos para trasplantes puede surgir tras una situación en la que se haya declarado la muerte cerebral, lo que plantea una serie de cuestiones éticas, prácticas y jurídicas.

1. Introducción :
La donación de órganos salva vidas cada día. Sin embargo, detrás de cada gesto altruista se esconden aspectos normativos y legislativos destinados a garantizar la seguridad, el respeto y la dignidad tanto del donante como del receptor.

2. Definiciones clave :
- **Muerte cerebral:** Ausencia total e irreversible de toda actividad cerebral.
- **Donante vivo:** Persona que dona un órgano o parte de un órgano en vida.
- **Donante fallecido:** Persona que ha sufrido muerte cerebral o cardiocirculatoria.

3. Consentimiento para la donación :
- **Consentimiento presunto:** En algunos países, se presume que todo ciudadano es donante a menos que se haya opuesto explícitamente en vida.
- **Consentimiento explícito:** Sistema en el que la donación de órganos post mortem requiere la autorización previa del donante o de su familia.

4. El papel de la familia :
- **Información:** Informar a la familia del potencial de donación de órganos, respetando al mismo tiempo su necesidad de duelo.
- **Decisión:** Si el fallecido no ha expresado sus deseos, a menudo se consulta a la familia para que tome la decisión.

5. Procedimiento para declarar la muerte cerebral :
- **Pruebas neurológicas:** Pruebas para confirmar la ausencia total de actividad cerebral.
- **Documentación:** Todas las declaraciones de muerte cerebral deben documentarse meticulosamente.

6. Seguridad y ética del muestreo :
- **Ausencia de conflicto de intereses:** El equipo de cuidados intensivos responsable del paciente debe estar separado del equipo de trasplantes.
- **Respeto por el cuerpo:** Los procedimientos deben realizarse con cuidado para garantizar la dignidad del donante.

7. Asignación de órganos :
- **Equidad:** Los órganos deben asignarse en función de las necesidades médicas, no de criterios socioeconómicos.
- **Compatibilidad:** Garantizar la compatibilidad entre el donante y el receptor para maximizar las posibilidades de éxito del trasplante.

8. Donación de órganos de donantes vivos :
- Evaluación médica y psicológica: Para garantizar la seguridad del donante.
- **Consentimiento libre e informado:** El donante debe estar plenamente informado de los riesgos y beneficios.

9. Sensibilización y educación :
- **Campañas nacionales:** para animar a la gente a expresar sus deseos respecto a la donación de órganos.
- **Formación médica:** Formar a los profesionales sanitarios para que aborden el tema con tacto y compasión.

La legislación en torno a la donación de órganos se encuentra en una encrucijada entre el imperativo médico de salvar vidas y el imperativo ético de respetar la voluntad y la dignidad de las personas. La claridad, la transparencia y la compasión deben guiar cada paso del proceso, desde la declaración de muerte cerebral hasta el éxito del trasplante.

Confidencialidad y consentimiento informado

La medicina, en la intersección de la ciencia, la ética y la humanidad, nos recuerda constantemente que cada paciente es una entidad única, digna de respeto y atención. Dos de los pilares de esta delicada danza entre profesionales sanitarios y pacientes son la confidencialidad y el consentimiento informado. Estos conceptos, aunque familiares, se vuelven más complejos a medida que nos adentramos en el meollo de la cuestión.

Desde el primer contacto con un paciente, se establece una especie de contrato tácito. Este contrato garantiza que todo lo que se comparta, discuta u observe permanecerá dentro de las paredes de la consulta o de la sala de exploración. La confidencialidad es esa promesa silenciosa que el médico hace al paciente: una promesa de discreción, seguridad y respeto. Es una protección, no sólo para los detalles íntimos de la salud del paciente, sino también para su dignidad, su reputación y, a veces, sus miedos más profundos. En un mundo en el que la información es moneda de cambio, la confidencialidad es una fortaleza.

Pero la medicina es algo más que escuchar y observar. Requiere actuar, intervenir y tomar decisiones. Y ahí es donde entra en juego el consentimiento informado. Imaginemos por un momento que la medicina es un vasto mar, rico en posibilidades pero sembrado de posibles tormentas. El consentimiento informado es la brújula del paciente para navegar por este mar. Garantiza que el paciente comprenda no sólo las aguas tranquilas que le esperan, sino también las tormentas potenciales. Así, cuando el médico propone una ruta, el paciente está en condiciones de aceptarla o rechazarla, armado con toda la información necesaria.

El proceso de consentimiento informado es una danza delicada. El médico no sólo debe informar, sino también asegurarse de que el paciente lo entiende realmente. No se trata de una simple formalidad, sino de un diálogo abierto y continuo. Es una invitación a hacer preguntas, expresar dudas y compartir preocupaciones. Es un reconocimiento de que, si bien el médico es el experto en medicina, el paciente es el experto en su propia vida.

Por supuesto, hay ocasiones en las que estos principios se ponen a prueba: situaciones de emergencia en las que el tiempo es esencial, momentos en los que la capacidad de comprensión del paciente se ve comprometida o situaciones en las que los familiares tienen que intervenir. Pero estas excepciones sólo sirven para subrayar la importancia de estos pilares en la práctica diaria.

En última instancia, la confidencialidad y el consentimiento informado no son sólo conceptos o procedimientos. Reflejan la profunda humanidad de la medicina. Son un recordatorio de que, en el centro de cada intervención, de cada diagnóstico, de cada tratamiento, hay una persona, con sus esperanzas, sus miedos, sus sueños y sus preocupaciones. Y es esta persona, en toda su complejidad y singularidad, la que debe permanecer siempre en el centro de la ecuación médica.

Capítulo 10

INVESTIGACIÓN Y AVANCES EN CUIDADOS INTENSIVOS

Estudios clínicos : comprender y participar

El mundo de la medicina evoluciona constantemente, aprovechando los descubrimientos y avances científicos para mejorar constantemente la atención al paciente. En el centro de estos avances se encuentran los ensayos clínicos. Esta investigación médica, realizada con voluntarios, sirve para desarrollar nuevos tratamientos, probar su eficacia y garantizar su seguridad. Sin embargo, la participación en un ensayo clínico puede suscitar preguntas e incluso inquietudes. Por ello, comprender su esencia y su proceso es crucial para cualquiera que se plantee participar.

En primer lugar, es importante definir qué es un ensayo clínico. Imagine un puente entre la investigación de laboratorio, donde se descubren nuevas moléculas o técnicas, y la habitación del hospital donde un paciente recibe tratamiento. Este puente es el ensayo clínico. Valida que el tratamiento no sólo es eficaz, sino también seguro para el paciente.

Los ensayos clínicos suelen desarrollarse en varias fases. El objetivo principal de la primera fase es determinar la seguridad de un tratamiento, identificar los posibles efectos secundarios y establecer la dosis óptima. Las fases posteriores amplían gradualmente el grupo de participantes para evaluar la eficacia del tratamiento, compararlo con otros tratamientos existentes y vigilar los efectos secundarios a largo plazo. Cada fase se rige rigurosamente por estrictos protocolos que garantizan la seguridad y el bienestar de los participantes.

Pero, ¿por qué elegir participar en un ensayo clínico? Las razones varían. Para algunos, es la esperanza de acceder a un nuevo tratamiento potencialmente más eficaz que las opciones actuales. Para otros, es el deseo altruista de contribuir al progreso de la medicina. Sin embargo, esta decisión nunca debe tomarse a la ligera. La participación implica compromisos, como visitas médicas regulares, pruebas o ajustes del tratamiento. Además, como en toda investigación, los resultados no están garantizados. Algunos participantes pueden experimentar mejoras significativas, mientras que otros no.

Aquí es donde entra en juego la importancia del consentimiento informado. Antes de participar en un estudio, cada voluntario debe estar plenamente informado de los objetivos, procedimientos, riesgos potenciales y beneficios esperados. Este proceso garantiza que la decisión de participar se base en una comprensión completa y no en falsas expectativas o malentendidos. También es esencial comprender que cada participante tiene derecho a retirarse de un estudio clínico en cualquier momento, sin consecuencias negativas para su futura atención médica.

Los ensayos clínicos son herramientas inestimables en el interminable viaje de la medicina hacia nuevos horizontes. Encarnan la colaboración entre investigadores, profesionales sanitarios y pacientes para escribir los próximos capítulos de la medicina moderna. Para quienes estén pensando en participar, es esencial informarse, hacer preguntas y sopesar cuidadosamente los pros y los contras, porque en esta búsqueda del progreso, cada participante es un socio valioso.

Los últimos descubrimientos y los principales avances en cuidados intensivos

Los cuidados intensivos son el crisol donde la vida oscila a menudo entre la fragilidad y la resistencia. A lo largo del tiempo, esta especialidad médica se ha beneficiado de importantes innovaciones y descubrimientos que no sólo han mejorado la atención al paciente, sino que también han moldeado el futuro de la medicina de urgencias. Echemos un vistazo a algunos de los avances más significativos en reanimación de los últimos años.

- Medicina personalizada en cuidados intensivos :
  - Los avances en genómica y bioinformática han permitido comprender mejor cómo los factores genéticos individuales pueden influir en la respuesta de un paciente al tratamiento. Esto ha conducido a tratamientos más específicos e individualizados para los pacientes de cuidados intensivos, minimizando los efectos secundarios y optimizando los resultados.
- Telemedicina en cuidados intensivos :
  - La llegada de la telemedicina ha permitido a los expertos en reanimación asesorar y ayudar a los equipos médicos a distancia, sobre todo en zonas desatendidas o durante crisis sanitarias como la pandemia de COVID-19.
- Avances en ventilación mecánica :
  - Las innovaciones en las máquinas de ventilación han dado lugar a modos de ventilación más adaptativos que responden en tiempo real a las necesidades del paciente, reduciendo así las complicaciones relacionadas con la ventilación.

- ECMO (oxigenación por membrana extracorpórea) :
  - Aunque la ECMO no es del todo nueva, sus aplicaciones y técnicas han mejorado, ofreciendo un salvavidas a los pacientes con insuficiencia cardiaca o pulmonar grave cuando otras intervenciones han fracasado.
- Gestión selectiva de la temperatura :
  - Las investigaciones han demostrado que un control preciso de la temperatura corporal tras una parada cardiaca puede mejorar los resultados neurológicos. Esto ha llevado a una adopción más amplia de la terapia hipotérmica y de la gestión térmica dirigida.
- Biomarcadores en cuidados intensivos :
  - El uso de biomarcadores para predecir o diagnosticar rápidamente afecciones agudas, como la sepsis, ha permitido realizar intervenciones más rápidas y específicas, mejorando las tasas de supervivencia.
- Simulación en cuidados intensivos :
  - La formación basada en la simulación para el personal de reanimación se ha hecho cada vez más popular, ya que permite una formación práctica sin riesgo para los pacientes.
- Inteligencia artificial (IA) y análisis avanzados :
  - La IA ha encontrado su lugar en los cuidados intensivos al ayudar a analizar rápidamente grandes volúmenes de datos, lo que permite la detección precoz de fallos orgánicos u otras complicaciones.

Estos avances, aunque impresionantes, son sólo la punta del iceberg. La reanimación, como cualquier otra especialidad médica, sigue evolucionando gracias a la investigación, la innovación y la incesante dedicación de los profesionales sanitarios. A medida que avanza la tecnología y se profundiza en nuestra comprensión de la biología humana, podemos esperar nuevas revoluciones que transformen la forma en que atendemos a los más vulnerables de entre nosotros.

Cómo mantenerse al día en un campo en constante evolución

En el vertiginoso mundo actual, las industrias, las tecnologías y los conocimientos evolucionan a un ritmo sin precedentes. Para cualquier profesional, mantenerse al día no sólo es un imperativo de su carrera, sino también una necesidad si quiere ofrecer lo mejor de sí mismo. He aquí algunos pasos y estrategias que le ayudarán a mantenerse a la vanguardia de su campo.

- Formación continua :
    - **Cursos y certificaciones**: Apúntese a cursos en línea, talleres o formación especializada. Plataformas como Coursera, Udemy o edX ofrecen multitud de cursos en diversos campos.
    - **Conferencias y seminarios**: No sólo ofrecen conocimientos, sino también oportunidades para establecer contactos.
- Lectura habitual :
    - **Revistas especializadas**: Suscríbase a las revistas y periódicos relevantes para su sector.
    - **Blogs y foros**: Pueden aportar ideas en tiempo real y perspectivas prácticas.
- Creación de redes :
    - Relaciónese con colegas, mentores y otros profesionales de su sector. Estos intercambios a menudo pueden darle una idea de las tendencias emergentes antes de que se conviertan en la corriente dominante.

- Participación en asociaciones profesionales:
    - Únase a organizaciones profesionales relacionadas con su campo. A menudo ofrecen recursos, formación y oportunidades para establecer contactos.
- Uso de la tecnología :
    - **Vigilancia tecnológica**: Utilice herramientas como las alertas de Google para mantenerse al día de las últimas noticias e investigaciones en su campo.
    - **Podcasts y seminarios web**: son una valiosa fuente de información y a menudo están organizados por expertos del sector.
- Aprendizaje colaborativo :
    - Organice o participe en grupos de estudio o de debate para explorar nuevos temas o profundizar en los conocimientos existentes.
- Práctica e inmersión :
    - Experimente activamente con nuevos métodos o tecnologías en su trabajo diario. Aprender haciendo suele ser lo más impactante.
- Dedíquele tiempo:
    - Defina momentos específicos de su semana para dedicarlos a su desarrollo profesional. Esto podría ser tan sencillo como leer un capítulo de un libro cada tarde o realizar un curso en línea cada semana.
- Tutoría :
    - Busque un mentor con más experiencia o conocimientos. A la inversa, la tutoría inversa (en la que una persona más joven o con menos experiencia le enseña a usted) puede ser muy valiosa, especialmente con las tendencias tecnológicas.
- Apertura de mente :
    - Esté abierto al cambio y a las nuevas ideas, aunque contradigan sus conocimientos

actuales. La adaptabilidad es clave en un mundo que cambia rápidamente.

En última instancia, mantenerse al día en un campo en constante evolución requiere un compromiso personal con el aprendizaje continuo. Es un viaje sin fin, cuyo destino es el crecimiento y la realización profesionales. Adoptando una actitud proactiva y utilizando los recursos disponibles, no sólo podrá mantener el ritmo, sino también convertirse en un líder en su campo.

CAPÍTULO 11

GESTIÓN DE INFECCIONES Y PRECAUCIONES

Principales infecciones en cuidados intensivos

Las unidades de cuidados intensivos (UCI) son entornos altamente especializados dedicados al cuidado de los pacientes más graves. Debido a la gravedad de su estado, al uso frecuente de dispositivos invasivos y a la gran proximidad de los pacientes entre sí, las infecciones nosocomiales son una de las principales preocupaciones en las UCI. He aquí una lista de las infecciones más comunes que se dan en las UCI:

- Neumonía asociada a la ventilación   (NAV) :
  - Se trata de la infección nosocomial más frecuente en las UCI. Se produce en pacientes ventilados mecánicamente y suele estar causada por bacterias como Pseudomonas aeruginosa, Staphylococcus aureus y bacterias Gram negativas.
- Infecciones relacionadas con el catéter :
  - **Bacteriemias relacionadas con los catéteres**: Están causadas por la contaminación de los catéteres venosos centrales. Entre los microorganismos comúnmente implicados se encuentran el Staphylococcus aureus, el Staphylococcus epidermidis y las bacterias Gram negativas.
  - **Infecciones urinarias asociadas a catéteres**: El uso prolongado de catéteres urinarios es un factor de riesgo, con bacterias como Escherichia coli y Klebsiella pneumoniae como agentes comunes.
- Infecciones del sitio quirúrgico :
  - Pueden desarrollarse tras una intervención quirúrgica, y bacterias como Staphylococcus aureus, Escherichia coli o Pseudomonas aeruginosa suelen estar implicadas.

- Infecciones abdominales :
  - A menudo debidas a perforaciones o procedimientos invasivos, pueden estar causadas por diversos organismos, como Escherichia coli, Klebsiella y Bacteroides.
- Micosis invasoras :
  - Aunque son menos frecuentes que las infecciones bacterianas, pueden producirse infecciones fúngicas, en particular por Candida spp., sobre todo en pacientes inmunodeprimidos o que hayan recibido una terapia antibiótica de amplio espectro.
- Sepsis y shock séptico :
  - Estas graves afecciones pueden ser el resultado de cualquiera de las infecciones mencionadas y requieren un tratamiento rápido y agresivo.
- Infecciones por Clostridioides difficile :
  - Combinadas con el uso de antibióticos, estas infecciones gastrointestinales pueden causar diarreas graves y otras complicaciones.
- Infecciones víricas :
  - Aunque son menos frecuentes que las infecciones bacterianas, algunas infecciones víricas, como la gripe o, más recientemente, la COVID-19, pueden requerir tratamiento en la UCI.

La prevención de las infecciones nosocomiales en la UCI se basa en una serie de medidas, como la higiene rigurosa de las manos, el uso adecuado de antibióticos, el cumplimiento de los protocolos de cuidado de los dispositivos invasivos y la vigilancia constante de las infecciones.

Medidas de prevención y control

En la unidad de cuidados intensivos (UCI), la prevención de infecciones es primordial, dada la vulnerabilidad de los pacientes y el uso frecuente de dispositivos invasivos. La adopción de medidas preventivas estrictas puede reducir significativamente el riesgo de infecciones nosocomiales. A continuación le presentamos en detalle las medidas esenciales:

- Higiene de las manos :
  - Es la medida más sencilla y eficaz para prevenir la transmisión de infecciones. Debe llevarse a cabo antes y después de cada contacto con el paciente, después de tocar superficies potencialmente contaminadas, antes y después de ponerse los guantes y antes de cualquier procedimiento aséptico.
- Precauciones estándar :
  - Estas precauciones se aplican a todos los pacientes, sea cual sea su patología. Incluyen la higiene de las manos, el uso de guantes, mascarillas, batas y protección ocular cuando exista riesgo de salpicaduras, y la gestión segura de los residuos y la ropa sucia.
- Precauciones adicionales :
  - Dependiendo del tipo de agente patógeno, pueden ser necesarias medidas adicionales, como el aislamiento del paciente, la instalación de esclusas o el uso de equipos de protección específicos.
- Mantenimiento de dispositivos invasivos :
  - La inserción, el mantenimiento y la retirada de estos dispositivos deben seguir protocolos estrictos para reducir el riesgo de infección. Esto se aplica en particular a los catéteres, las sondas urinarias y las vías respiratorias.

- Vigilancia de las infecciones :
  - El establecimiento de un sistema de vigilancia permite identificar rápidamente cualquier epidemia y ajustar los protocolos en consecuencia.
- Estrategia antibiótica :
  - El uso juicioso de los antibióticos es esencial para prevenir la aparición de bacterias resistentes. Esto incluye prescribir antibióticos sólo cuando sean necesarios, seleccionar el antibiótico adecuado y administrarlo durante el tiempo correcto.
- Limpieza y desinfección :
  - Las superficies, los equipos y el entorno de la UCI deben limpiarse y desinfectarse con regularidad según los protocolos definidos.
- Formación y educación :
  - El personal debe recibir formación e información periódica sobre las mejores prácticas en materia de prevención de infecciones.
- Vacunación :
  - El personal sanitario debe estar al día con sus vacunas para evitar la transmisión de enfermedades prevenibles.
- Comunicación :
  - La comunicación abierta entre los miembros del equipo es esencial para garantizar que se siguen los protocolos y que se informa con prontitud de cualquier anomalía o sospecha de infección.
- Implicación del paciente y la familia:
  - Los pacientes y sus familiares pueden participar en las medidas preventivas, siendo informados de los riesgos, los signos de infección y las medidas de higiene que deben adoptar.

La aplicación y el cumplimiento estrictos de estas medidas, junto con una vigilancia constante, son la clave para minimizar el riesgo de infecciones nosocomiales en las unidades de cuidados intensivos.

Resistencia a los antibióticos : un reto importante

En el complejo panorama actual de retos médicos, la resistencia a los antibióticos destaca como una de las amenazas más urgentes y generalizadas para la salud pública. Dentro de los muros estériles de las unidades de cuidados intensivos, esta resistencia es especialmente aguda. Profundicemos en el meollo de esta cuestión.

- Génesis de la resistencia :
  - La resistencia a los antibióticos no es un fenómeno nuevo; existe desde la misma aparición de los antibióticos. De hecho, cada vez que una bacteria se expone a un antibiótico, sufre una presión selectiva. Las bacterias susceptibles mueren, mientras que las resistentes, gracias a mutaciones genéticas, sobreviven y se multiplican. Con el tiempo y el uso inadecuado de los antibióticos, esta resistencia ha aumentado.
- Consecuencias en cuidados intensivos :
  - Los pacientes ingresados en cuidados intensivos suelen estar gravemente enfermos y ser vulnerables. Una infección con bacterias resistentes puede complicar gravemente su tratamiento, prolongar su estancia en el hospital y aumentar la mortalidad y el coste de los cuidados.

- Superbacterias":
  - Bacterias como el SARM (Staphylococcus aureus resistente a la meticilina), el ERV (Enterococos resistentes a la vancomicina) y las bacterias productoras de carbapenemasas amenazan las UCI de todo el mundo. Estas superbacterias pueden ser resistentes a varias clases de antibióticos, lo que limita las opciones de tratamiento.
- Factores contribuyentes :
  - La prescripción excesiva de antibióticos, el uso de antibióticos de amplio espectro cuando bastaría con uno de espectro reducido, la duración inadecuada del tratamiento y el uso inapropiado de antibióticos en medicina veterinaria y agricultura contribuyen a la aparición de resistencias.
- La prevención es la clave:
  - Sensibilizar a los médicos sobre la prescripción responsable, utilizar cultivos bacterianos para orientar la elección del antibiótico, rotar los antibióticos en los hospitales y aplicar protocolos de terapia antibiótica son medidas esenciales.
- Investigación y desarrollo :
  - Ante la creciente resistencia, es imperativo desarrollar nuevos antibióticos. Sin embargo, el desarrollo es lento y costoso, y requiere un compromiso global.
- Colaboración internacional :
  - La resistencia a los antibióticos es un problema mundial. La colaboración internacional para vigilar la resistencia y compartir información y buenas prácticas es esencial.
- Educación y sensibilización :
  - Los pacientes, los cuidadores y el público en general deben ser informados sobre la importancia de utilizar los antibióticos de forma

adecuada y sobre los riesgos asociados a su uso indebido.

La resistencia a los antibióticos en cuidados intensivos representa un reto monumental. Sin embargo, con esfuerzos de colaboración, una mayor concienciación, un uso juicioso de los antibióticos y un impulso renovado en la investigación, podemos esperar contrarrestar esta amenaza y seguir ofreciendo cuidados de calidad a los pacientes más vulnerables.

Capítulo 12

NUTRICIÓN Y APOYO METABÓLICO

La importancia de la nutrición en cuidados intensivos

En reanimación, el arte de salvar vidas no se limita a dominar sofisticadas máquinas o a administrar potentes fármacos. Uno de los elementos fundamentales, a menudo subestimado pero crucial, es la nutrición. Mucho más que una simple ingesta de alimentos, la nutrición en la unidad de cuidados intensivos es una ciencia delicada que desempeña un papel decisivo en la recuperación del paciente.

- Nutrición: una función vital :
    - La nutrición garantiza la ingesta necesaria de macronutrientes (proteínas, carbohidratos, lípidos) y micronutrientes (vitaminas, minerales), que son esenciales para mantener las funciones corporales, favorecer la curación y prevenir complicaciones.
- Impacto en la recuperación :
    - Una ingesta nutricional adecuada puede mejorar la respuesta inmunitaria, preservar la masa muscular, reducir el catabolismo (descomposición) inducido por la enfermedad y acelerar la recuperación.
- Los retos de la nutrición en cuidados intensivos :
    - Los pacientes en cuidados intensivos pueden tener necesidades nutricionales específicas debido a su estado de salud, la gravedad de su enfermedad o las comorbilidades. Además, procesos patológicos como la inflamación o la sepsis pueden modificar el metabolismo, lo que complica la determinación de las necesidades nutricionales.
- Métodos de administración :
    - Siempre que sea posible, se prefiere la vía enteral (a través del tubo digestivo), ya que

mantiene la integridad de la mucosa intestinal y presenta un menor riesgo de infección. Sin embargo, en algunos casos puede ser necesaria la nutrición parenteral (administración intravenosa).

- Vigilancia estrecha :
  - El estado nutricional de los pacientes debe evaluarse regularmente, utilizando parámetros clínicos, bioquímicos y antropométricos. Esto permite ajustar las ingestas en función de la evolución del paciente.
- Riesgos de malnutrición :
  - Una nutrición inadecuada o inapropiada puede provocar pérdida muscular, reducción de las defensas inmunitarias, aumento de las complicaciones infecciosas y una recuperación más lenta.
- Colaboración multidisciplinar :
  - Un tratamiento nutricional eficaz requiere la colaboración entre médicos, enfermeras, dietistas y farmacéuticos. Cada profesional aporta su experiencia al desarrollo de un plan nutricional a medida.
- Educación e investigación :
  - Como ocurre con todos los aspectos de los cuidados intensivos, la formación y la investigación continuas son esenciales para garantizar un tratamiento nutricional óptimo, basado en los últimos descubrimientos científicos.

En el ajetreo de las unidades de cuidados intensivos, donde cada segundo cuenta, la nutrición puede parecer una consideración secundaria. Sin embargo, es una de las piedras angulares de los cuidados, un verdadero pilar que sustenta la curación y la recuperación de los pacientes. Como bien dijo Hipócrates: "Que tu alimento sea tu primera medicina". En el contexto de la reanimación, estas palabras nunca han sido más pertinentes.

Vía de administración y regímenes especiales

El mundo de la reanimación es tan complejo que cada decisión, cada acción, tiene profundas implicaciones para el paciente. Entre estas decisiones fundamentales, la forma en que administramos la nutrición y las dietas específicas que adoptamos según las necesidades únicas del paciente desempeñan un papel predominante.

- Vía de administración :
    - Enteral :
        - Esta es la vía preferida, ya que utiliza el propio sistema digestivo del paciente. Es menos invasiva, preserva la función y la estructura del intestino y reduce el riesgo de infecciones asociadas.
        - Subcategorías: Sonda nasogástrica, sonda nasoduodenal, sonda nasoyeyunal, gastrostomía o yeyunostomía.
    - Parenteral :
        - Se utiliza cuando la alimentación enteral no es posible o es insuficiente. Consiste en administrar nutrientes directamente en el torrente sanguíneo.
        - Subcategorías: Nutrición parenteral central, nutrición parenteral periférica.
- Regímenes especiales :
    - Estándar :
        - Para pacientes que no tienen necesidades específicas ni

enfermedades subyacentes que afecten a sus necesidades nutricionales.

- Alto contenido calórico :
- Para pacientes con mayores necesidades energéticas, como los que han perdido mucho peso o tienen necesidades metabólicas elevadas.
- Bajo en calorías :
- Para pacientes obesos o con riesgo de sobrecarga de líquidos.
- Diabéticos:
- Para gestionar y controlar los niveles de azúcar en sangre en pacientes diabéticos o de riesgo.
- Dieta renal :
- Adecuado para pacientes con enfermedad renal o insuficiencia renal, con ajustes de proteínas, potasio, fósforo y sodio.
- Hepático :
- Para los pacientes con enfermedades hepáticas, esta dieta modifica la ingesta de proteínas, electrolitos y líquidos.

- Factores a tener en cuenta :
  - El metabolismo energético del paciente, el equilibrio de líquidos, la función renal y hepática, el estado gastrointestinal y otros parámetros deben vigilarse estrechamente para ajustar la dieta.
  - Las alergias alimentarias, las intolerancias y las preferencias de los pacientes también deben tenerse en cuenta a la hora de planificar.
- Seguimiento y complicaciones :
  - El control regular de las ingestas y las tolerancias es esencial para prevenir las complicaciones asociadas, ya sean mecánicas (por ejemplo, el desplazamiento de un catéter), metabólicas o infecciosas.

- Equipo multidisciplinar :
  - La colaboración entre médicos, enfermeras, dietistas y otros profesionales sanitarios es crucial para desarrollar un plan nutricional adecuado y garantizar un seguimiento continuo.
- Evolución del plan :
  - Dependiendo del estado del paciente, puede ser necesario adaptar, modificar o interrumpir la dieta. Por lo tanto, la reevaluación periódica es esencial para garantizar que la dieta satisface las necesidades cambiantes del paciente.

La nutrición es mucho más que la alimentación, es una ciencia precisa y delicada en cuidados intensivos. Las vías de administración y las dietas específicas deben elegirse cuidadosamente, teniendo en cuenta el estado único de cada paciente, para favorecer una recuperación óptima.

Gestión de las complicaciones vinculado a la nutrición

La nutrición en la unidad de cuidados intensivos es un pilar esencial del tratamiento de los pacientes, pero no está exenta de desafíos. Como cualquier intervención médica, la nutrición, ya sea enteral o parenteral, puede asociarse a complicaciones. Saber anticiparlas, reconocerlas y responder a ellas es vital para garantizar el bienestar del paciente.

- Complicaciones de la vía enteral :
  - Obstrucción de la sonda :
    - Prevención: Lave regularmente la sonda con agua.

- Intervención: Utilice soluciones enzimáticas o de bicarbonato para desalojar las obstrucciones.
- Desplazamiento de la sonda :
  - Prevención: Fije la sonda correctamente y compruebe su posición con regularidad.
  - Intervención: Reintroduzca o sustituya el catéter, si es necesario, bajo guía radiográfica o endoscópica.
- Reflujo y succión :
  - Prevención: Eleve la cabecera de la cama, compruebe el residuo gástrico, adapte la velocidad de infusión.
  - Intervención: Aspirar las secreciones, evaluar la necesidad de antibióticos y considerar la nutrición postpilórica.
- Diarrea o estreñimiento:
  - Prevención: Elija una fórmula adecuada, evalúe la tolerancia y controle los medicamentos que afectan a la motilidad intestinal.
  - Intervención: Ajustar la fórmula, considerar fármacos pro o antimotilidad según sea necesario.
- Complicaciones de la vía parenteral :
  - Infecciones :
    - Prevención: Utilice técnicas asépticas y cambie los catéteres y los tubos con regularidad.
    - Intervención: Cultivar el lugar de inserción, administrar antibióticos, considerar la retirada del catéter.
  - Complicaciones metabólicas :
    - Prevención: Vigile de cerca los electrolitos, el azúcar en sangre y la función renal y hepática.

- Intervención: Ajustar la composición de la solución parenteral, administrar medicación correctora.
- Trombosis o embolia :
  - Prevención: Evaluar el riesgo, considerar la anticoagulación profiláctica.
  - Intervención: administrar anticoagulantes, considerar la retirada del catéter y, en casos graves, considerar la cirugía.
- Reacciones alérgicas :
  - Prevención: Conozca las alergias del paciente, compruebe la composición de las fórmulas.
  - Intervención: Interrumpir la administración, tratar la reacción alérgica con antihistamínicos, esteroides o adrenalina según la gravedad.
- Intolerancia a :
  - Prevención: Comience con volúmenes bajos y aumente gradualmente, controle la tolerancia.
  - Intervención: Ajustar la fórmula o la velocidad de infusión, considerar la medicación para tratar los síntomas.

La gestión de las complicaciones relacionadas con la nutrición requiere un seguimiento cuidadoso, una intervención rápida y una estrecha colaboración entre los miembros del equipo sanitario. Estando alerta, educando a los pacientes y a sus familias, y trabajando juntos, podemos maximizar los beneficios de la nutrición al tiempo que minimizamos sus riesgos.

Capítulo 13

INTERDISCIPLINARIEDAD Y PAPEL OTROS PROFESIONALES

Trabajar con fisioterapeutas en cuidados intensivos

En cuidados intensivos, un enfoque multidisciplinar está en el centro de la atención al paciente. Los fisioterapeutas son una de las piezas clave de este equipo y desempeñan un papel vital en la recuperación y el bienestar del paciente. Su experiencia ayuda no sólo a mejorar la función física, sino también a prevenir complicaciones potencialmente mortales.

- El papel del fisioterapeuta en cuidados intensivos :
    - Rehabilitación respiratoria :
        - Técnicas de drenaje bronquial para ayudar a eliminar las secreciones.
        - Técnicas respiratorias para mejorar el intercambio gaseoso y la oxigenación.
        - Enseñar a toser de forma productiva para evitar la acumulación de secreciones.
    - Movilización temprana :
        - Evite la atrofia muscular y las complicaciones de una inmovilización prolongada.
        - Técnicas de movilización pasivas, semiactivas y activas en función de las capacidades del paciente.
    - Posicionamiento :
        - Prevención de úlceras por presión y contracturas.
        - Optimizar la función respiratoria mediante cambios regulares d e posición.
    - Trabajar con el equipo asistencial :
        - Planificación diaria :

- Defina objetivos para cada paciente con médicos, enfermeras y otros profesionales.
- Adaptar las intervenciones en función del estado clínico del paciente.
- Formación y educación :
  - Sensibilizar al equipo sobre la importancia de la movilización precoz y las técnicas de respiración.
  - Eduque a los pacientes y a sus familias sobre las técnicas que pueden practicar ellos mismos.
- Retos y consideraciones específicas :
  - Estabilidad hemodinámica :
    - Adaptar las intervenciones en función de los parámetros vitales y la estabilidad del paciente.
    - Trabajar en estrecha colaboración con las enfermeras para controlar las constantes vitales durante las sesiones.
  - Sedación y analgesia :
    - Comuníquese con los médicos para ajustar la sedación de modo que el paciente pueda participar activamente.
    - Consiga un equilibrio entre reducir el dolor y permitir que el paciente participe activamente en las sesiones.
  - Equipos médicos :
    - Maniobre con cuidado alrededor de tuberías, desagües y catéteres para evitar una desconexión accidental.
- Impacto en la recuperación :
  - Se ha demostrado que la fisioterapia en cuidados intensivos acelera la recuperación, reduce la duración de la estancia en cuidados intensivos y en el hospital y mejora la calidad de vida tras el alta.

El fisioterapeuta de cuidados intensivos es un eslabón esencial en la cadena asistencial. Su capacidad para trabajar codo con codo con otros profesionales sanitarios, al tiempo que se centra en las necesidades únicas de cada paciente, contribuye significativamente a mejorar los resultados y el bienestar de los pacientes en estado crítico.

El papel de los psicólogos y psiquiatras en unidades de cuidados intensivos

En el entorno complejo y a menudo estresante de la unidad de cuidados intensivos (UCI), el apoyo psicológico tiene una importancia crucial. Los pacientes, sus familias e incluso el personal pueden enfrentarse a situaciones cargadas de emociones. Aquí es donde entran en juego los psicólogos y psiquiatras, que aportan una experiencia inestimable a la hora de navegar por las tumultuosas aguas de las emociones y la mente.

- Para los pacientes:
  - Trauma de la hospitalización :
    - Algunos pacientes pueden experimentar la UCI como un shock, con sentimientos de incertidumbre, miedo e impotencia. Los psicólogos pueden ayudarles a afrontar estas emociones.
  - Delirios y confusión :
    - El síndrome confusional en la UCI es frecuente y puede ser muy perturbador. Los psiquiatras pueden desempeñar un papel en su gestión, tanto con medicación como sin ella.
  - Preparándose para la secuela :
    - Ayudar a los pacientes a comprender los siguientes pasos de su recuperación

y a gestionar la ansiedad o depresión que puedan surgir.

- Para las familias :
  - Gestión del estrés y del duelo :
    - Ante la grave enfermedad de un ser querido, las familias pueden sentir conmoción, ira, tristeza o impotencia. El apoyo psicológico puede ayudarles a superar estos momentos difíciles.
  - Comunicación :
    - Los psicólogos pueden facilitar la comunicación entre el personal asistencial y las familias, ayudando a aclarar la información y a gestionar las expectativas.
- Para el personal :
  - Quemado :
    - El personal de las UCI se enfrenta a menudo a situaciones de vida o muerte, lo que puede provocar un estrés intenso. Los psicólogos y psiquiatras pueden ofrecer intervenciones y estrategias para controlar el estrés y prevenir el agotamiento.
  - Reuniones informativas tras incidentes críticos:
    - Tras sucesos traumáticos o pérdidas en la UCI, pueden organizarse sesiones de "debriefing" para ayudar al equipo a procesar las emociones y reacciones.
  - Formación :
    - Los psicólogos pueden ofrecer formación en comunicación, gestión del estrés y otras habilidades psicosociales.
- Investigación y desarrollo :
  - Los psiquiatras y psicólogos también pueden participar en la investigación en la UCI, investigando los mejores métodos para apoyar a los pacientes, las familias y el personal.

La presencia de profesionales de la salud mental en la UCI no es simplemente un lujo, sino una necesidad. Desempeñan un papel fundamental en la atención general, garantizando que el aspecto mental y emocional se aborde con tanto cuidado y pericia como el aspecto físico. En última instancia, es este enfoque holístico el que garantiza los mejores resultados para los pacientes y una mejor calidad de trabajo para el personal.

Colaboración con los trabajadores sociales y el equipo de ética

La unidad de cuidados intensivos (UCI) es un entorno en el que los dilemas médicos, sociales y éticos son habituales. En esta dinámica, los trabajadores sociales y el equipo de ética desempeñan un papel fundamental para garantizar una atención integral y equilibrada al paciente. Su trabajo en tándem con el equipo médico es esencial para satisfacer las complejas necesidades de los pacientes y sus familias.

- Papel   de los trabajadores sociales :
  - Evaluación psicosocial :
    - Los trabajadores sociales llevan a cabo una evaluación exhaustiva de las necesidades y preocupaciones de los pacientes y sus familias, que abarcan desde cuestiones financieras hasta el acceso a la atención tras la estancia en la UCI.
  - Apoyo emocional :
    - Ofrecen apoyo emocional, ayudando a las familias a navegar por el laberinto de emociones y decisiones asociadas a una estancia en la UCI.

112

- Coordinación de los recursos :
    - Ya sea organizando el transporte, la rehabilitación o los cuidados a domicilio, los trabajadores sociales son el puente entre el hospital y los servicios comunitarios.
- Mediación :
    - En caso de conflicto o malentendido entre el personal médico y la familia, pueden actuar como mediadores para facilitar la comunicación.
- Papel del equipo de ética :
    - Dilemas éticos :
        - El equipo interviene cuando surgen cuestiones éticas, como las decisiones sobre el final de la vida, el consentimiento informado o la limitación de los cuidados.
    - Consultas :
        - El equipo ofrece consultas a profesionales sanitarios y familias para debatir y aclarar dilemas éticos.
    - Formación :
        - Ofrece formación al personal de la UCI sobre las cuestiones éticas actuales y las mejores prácticas para abordarlas.

    - Recomendaciones:
        - Basándose en principios éticos, el equipo puede hacer recomendaciones sobre el mejor curso de acción en situaciones complejas.
- Colaboración entre los trabajadores sociales, el equipo de ética y el personal médico:
    - Reuniones interdisciplinarias :
        - Las reuniones periódicas nos permiten debatir casos concretos, compartir

perspectivas y tomar decisiones equilibradas.
- Planificación de los cuidados :
  - Combinando competencias médicas, éticas y sociales, el equipo puede elaborar un plan de cuidados que tenga en cuenta todos los aspectos del bienestar del paciente.
- Sensibilización y formación continua :
  - Se pueden organizar sesiones conjuntas para sensibilizar y formar a todo el personal sobre cuestiones éticas y sociales en la UCI.

La colaboración entre los trabajadores sociales, el equipo de ética y el resto del personal médico mejora la calidad de la atención en la UCI. Al garantizar que cada paciente sea visto no sólo como un conjunto de síntomas médicos, sino también como una persona con necesidades, preocupaciones y derechos, esta colaboración garantiza un enfoque holístico que respeta la dignidad de cada individuo.

Capítulo 14

FORMACIÓN CONTINUA Y LAS PERSPECTIVAS DE FUTURO

La necesidad de una actualización desarrollo regular de competencias

En el vertiginoso y siempre cambiante mundo de la medicina, la necesidad de actualizar periódicamente las competencias nunca ha sido tan crucial, sobre todo en áreas tan exigentes como la unidad de cuidados intensivos (UCI). A medida que los avances tecnológicos y los descubrimientos científicos transforman la práctica médica, los profesionales sanitarios se enfrentan al reto constante de mantenerse a la vanguardia de su especialidad.

- La naturaleza dinámica de la medicina :
  - Los descubrimientos clínicos, los nuevos métodos de tratamiento, los medicamentos innovadores y los avances tecnológicos revolucionan periódicamente la práctica médica. Sin una formación continua, los profesionales sanitarios corren el riesgo de verse abrumados por una información obsoleta, comprometiendo así la calidad de la atención ofrecida a los pacientes.
- La importancia de la precisión en la UCI :
  - En un entorno en el que cada decisión puede tener consecuencias vitales, es imprescindible estar informado sobre las mejores prácticas actuales. Un simple error o la falta de información pueden tener consecuencias devastadoras.
- Satisfacer las expectativas de pacientes y familiares:
  - En la era de la información, los pacientes y sus familias están cada vez mejor informados y tienen grandes expectativas respecto a la atención sanitaria. Un profesional con conocimientos y habilidades actualizados inspira confianza y credibilidad.

- Reglamentos y normas profesionales :
  - Los organismos reguladores y las asociaciones profesionales suelen establecer normas que exigen una formación continua. El incumplimiento de estos requisitos puede tener implicaciones legales y profesionales.
- Desarrollo profesional y satisfacción :
  - Además de los beneficios para los pacientes, la actualización periódica de las competencias aumenta la sensación de logro y la satisfacción laboral. También abre las puertas a oportunidades profesionales, de investigación y de liderazgo.
- Colaboración interdisciplinar :
  - A medida que evolucionan las funciones dentro de los equipos médicos, conocer las últimas habilidades y conocimientos de cada especialidad facilita la colaboración y mejora la atención centrada en el paciente.

Cómo garantizar actualizaciones periódicas :

- **Formación y talleres**: Participación regular en cursos de formación, conferencias y talleres específicos de la especialidad.
- **Lectura**: Siga revistas médicas de renombre, revistas y otras publicaciones relevantes.
- **Redes profesionales**: Intercambiar con colegas, unirse a asociaciones profesionales y participar en foros de debate especializados.
- **Certificaciones**: Certificación o recertificación periódica en áreas especializadas.
- **Retroalimentación**: Busque activamente la retroalimentación de colegas, mentores e incluso pacientes.

En última instancia, la actualización de las competencias está en el centro de la medicina centrada en el paciente. No sólo garantiza unos cuidados óptimos, sino que también refuerza la confianza, la integridad y la profesionalidad del cuidador. En el exigente mundo de la UCI, es un requisito absoluto para todo profesional que aspire a la excelencia.

Especializaciones en cuidados intensivos

Los cuidados intensivos, el campo médico por excelencia para el cuidado de pacientes en estado crítico, requieren un alto nivel de especialización. Mientras que la unidad general de cuidados intensivos (UCI) se ocupa de una amplia gama de patologías, han surgido numerosas especialidades para satisfacer las necesidades específicas de determinados grupos de pacientes. Estas especialidades ofrecen una formación y unos conocimientos más avanzados, lo que permite atender a los pacientes de la mejor manera posible.

- Reanimación cardiovascular :
  - **Características especiales**: Se centra en los pacientes con afecciones cardiacas graves, desde la insuficiencia cardiaca aguda hasta las arritmias complejas.
  - **Intervenciones habituales**: Cateterismo cardíaco, apoyo hemodinámico como balones de contrapulsación o ECMO.
- Reanimación neurológica :
  - **Características especiales**: Atención a pacientes con afecciones neurológicas críticas como derrames cerebrales, traumatismos craneoencefálicos o infecciones del sistema nervioso.
  - **Intervenciones comunes**: Monitorización de la presión intracraneal, hipotermia terapéutica, etc.

- Reanimación pulmonar y respiratoria :
  - **Características especiales**: Se centra en los pacientes con problemas respiratorios graves, como el SDRA (síndrome de dificultad respiratoria aguda) o la EPOC exacerbada.
  - **Intervenciones comunes**: Ventilación mecánica, broncoscopia, ECMO veno-venoso.
- Reanimación nefrológica :
  - **Características especiales**: Se centra en pacientes con insuficiencia renal aguda o desequilibrios electrolíticos complejos.
  - **Intervenciones comunes**: Hemodiálisis, diálisis peritoneal, gestión del equilibrio ácido-base.
- Reanimación traumatológica :
  - **Especialidades**: Atención a pacientes que han sufrido traumatismos graves, ya sean accidentales o quirúrgicos.
  - **Intervenciones comunes**: Manejo urgente de las vías respiratorias, cirugía de urgencia, estabilización hemodinámica.
- Reanimación pediátrica :
  - **Especialidades**: Esta especialización se centra en el cuidado de niños con afecciones graves, desde el nacimiento hasta la adolescencia.
  - **Intervenciones comunes**: Ventilación específica pediátrica, farmacología específica para cada edad, apoyo nutricional pediátrico.
- Reanimación obstétrica :
  - **Particularidades**: Atención a mujeres embarazadas o que acaban de dar a luz y sufren complicaciones.
  - **Intervenciones comunes**: Tratamiento de hemorragias posparto, preeclampsia grave, complicaciones de la cesárea.
- Reanimación de víctimas de quemaduras:

- **Especialidades**: Tratamiento y seguimiento de pacientes con quemaduras extensas o profundas.
- **Intervenciones comunes**: Manejo de las vías respiratorias, cirugía reconstructiva, cuidado especializado de heridas.

Estas especializaciones permiten un enfoque más específico y experto de determinadas patologías o poblaciones de pacientes. No obstante, es esencial que cada especialista se mantenga en fase con los conocimientos generales de los cuidados intensivos, ya que la UCI es, por su propia naturaleza, un lugar en el que las patologías se cruzan e interactúan constantemente.

El futuro de la reanimación : innovaciones y retos

Los cuidados intensivos, columna vertebral del mundo médico ante las situaciones más críticas, están en constante evolución. Los avances tecnológicos, combinados con una mejor comprensión de las enfermedades y los procesos fisiopatológicos, son muy prometedores para los próximos años. Pero el futuro de los cuidados intensivos también implica grandes retos y cuestiones éticas que es necesario anticipar.

En primer lugar, las **innovaciones tecnológicas** están a la vanguardia de estos cambios. Con la aparición de la inteligencia artificial, se están desarrollando numerosas herramientas de toma de decisiones médicas. Prometen guiar al personal sanitario hacia diagnósticos más rápidos y precisos, y personalizar los tratamientos. Los dispositivos de monitorización de pacientes son ahora capaces de predecir ciertos trastornos incluso antes de que se produzcan. La telemedicina, por su parte, podría permitir una mejor colaboración entre los centros asistenciales, poniendo en red los conocimientos especializados y garantizando a los pacientes el acceso a las mejores competencias, estén donde estén.

Sin embargo, mientras adoptamos estas nuevas tecnologías, la importancia de mantener un enfoque centrado en el paciente sigue siendo primordial. La innovación no debe eclipsar el elemento humano de la reanimación. La tecnología es una herramienta, pero son los profesionales sanitarios los que aportan empatía, compasión y experiencia clínica.

En segundo lugar, las **cuestiones éticas son cada vez más** importantes. Con la creciente capacidad de mantener con vida a pacientes en estados extremadamente precarios, ¿cuándo y cómo deben tomarse las decisiones sobre la limitación de los cuidados? La eutanasia, los cuidados paliativos, el consentimiento informado y la consideración de los deseos y valores de los pacientes son cuestiones éticas que se plantean de forma acuciante en el mundo de los cuidados intensivos.

Además, con el aumento de las enfermedades crónicas y las patologías ligadas al envejecimiento de la población, los cuidados intensivos tendrán que hacer frente a una demanda creciente. Esta **presión demográfica obliga a reflexionar** sobre la organización de los cuidados, la formación del personal y la asignación de recursos.

Por último, las pandemias recientes, como la COVID-19, han puesto de manifiesto la importancia crucial de las unidades de cuidados intensivos y de los profesionales formados. Prepararse para las grandes crisis sanitarias, aplicar protocolos de reacción y llevar a cabo una investigación epidemiológica continua son ahora preocupaciones fundamentales.

El futuro de los cuidados intensivos está lleno de promesas, pero también de retos. Para hacer frente a estos retos, necesitamos combinar armoniosamente lo mejor de la tecnología, una profunda reflexión ética y la preservación de la humanidad.

Capítulo 15

CONCLUSIÓN LA VOCACIÓN DE LA ENFERMERA EN CUIDADOS INTENSIVOS

Las alegrías y los retos del trabajo

El trabajo de una enfermera de cuidados intensivos es complejo, emocionante y a menudo está cargado de emociones. Entre momentos de gran satisfacción y situaciones complejas, es un papel que exige fuerza interior, pericia técnica y una profunda compasión.

Las alegrías :
- **Triunfo sobre la enfermedad**: No hay nada como la sensación de ver a un paciente, una vez en estado crítico, recuperarse gradualmente gracias a los esfuerzos concertados de todo el equipo médico. Estos momentos nos recuerdan por qué tantos eligen esta profesión a pesar de sus dificultades.
- **La relación paciente-cuidador** : El tiempo que se pasa junto a la cama de un paciente de cuidados intensivos, sobre todo en momentos de gran vulnerabilidad, suele crear fuertes vínculos. El impacto positivo que un cuidador puede tener en el bienestar emocional de un paciente es inestimable.
- **Aprendizaje continuo**: La naturaleza en constante evolución de la medicina significa que cada día aporta nuevos conocimientos. Es un campo de aprendizaje perpetuo.
- **Espíritu de equipo**: Trabajar en cuidados intensivos significa colaborar estrechamente con un equipo multidisciplinar. Los triunfos se comparten y los retos se superan juntos.

Los retos :
- **Pérdida de pacientes**: A pesar de nuestros mejores esfuerzos, algunos pacientes simplemente no lo consiguen. Lidiar con esto, y con el duelo de las familias, es uno de los aspectos más difíciles del trabajo.

- **Estrés y fatiga**: Las jornadas son largas, a veces imprevisibles, y la carga de trabajo suele ser intensa. Esto puede provocar fatiga física y emocional.
- **Dilemas éticos**: Las decisiones sobre el final de la vida y la retirada o continuación de un tratamiento tienen consecuencias de largo alcance y pueden ser fuente de dilemas morales y éticos.
- **Gestionar las emociones**: Tanto si se trata de familias en apuros como de emergencias importantes o decisiones complejas, es esencial saber gestionar las emociones sin dejar de ser eficaz y compasivo.
- **Rápida evolución tecnológica**: Los avances tecnológicos son constantes en la reanimación. Mantenerse al día requiere un compromiso continuo con la formación.

Ser enfermera de cuidados intensivos es un torbellino de emociones, responsabilidades y aprendizaje. Los retos son grandes, pero también lo son las alegrías y las recompensas. Cada día trae su ración de descubrimientos y recompensas, pero también de pruebas y tribulaciones. Lo que permanece constante es la inquebrantable dedicación de nuestros cuidadores para ofrecer a sus pacientes lo mejor.

Orgullo del servicio

La enfermería de cuidados críticos es mucho más que un trabajo. Representa una vocación, una profunda pasión por cuidar de los demás, incluso en sus momentos más vulnerables. El orgullo por el servicio que presta se manifiesta de muchas maneras, desde las grandes victorias que consigue hasta los gestos más discretos que realiza a diario.

- **Devolver la esperanza**: Los pacientes en cuidados intensivos suelen encontrarse en un estado crítico, a veces en el límite entre la vida y la muerte. Cuando estos pacientes se recuperan, se llevan consigo no sólo una segunda oportunidad en la vida, sino también una profunda gratitud hacia quienes cuidaron de ellos. Para un enfermero, saber que ha desempeñado un papel decisivo en la recuperación de alguien es un inmenso motivo de orgullo.

- **Un papel fundamental**: las enfermeras de cuidados intensivos son a menudo el primer punto de contacto para los pacientes y sus familias. Su papel no se limita a la atención médica, sino que también abarca el apoyo emocional. Saber que son un pilar para sus pacientes en un momento tan crucial es una responsabilidad que genera una profunda satisfacción.

- **Dominio de una especialidad única: Los** cuidados intensivos requieren conocimientos y experiencia específicos. Dominar esta especialidad, con todas sus sutilezas, técnicas avanzadas y retos éticos, es motivo de gran orgullo profesional.

- **Momentos inesperados de reconocimiento**: Ya sea el agradecimiento de un paciente, una lágrima de un familiar aliviado o un gesto de gratitud de un colega, estos momentos refuerzan el profundo significado de la misión de los trabajadores de cuidados intensivos.

- **Participar en una cadena de vida**: Cada intervención, cada decisión tomada, cada sonrisa o palabra de aliento forma parte de una cadena continua de cuidados destinada a salvar y mejorar vidas. Esta conciencia de ser un eslabón esencial de la cadena es una fuente innegable de orgullo.

Pero este orgullo no está exento de humildad. Está teñido de una aguda conciencia de la precariedad de la vida, del

126

carácter efímero de las victorias frente a la enfermedad y del papel privilegiado, pero también de gran responsabilidad, de la enfermera de cuidados intensivos. Es un orgullo que se nutre de las pequeñas victorias de la vida cotidiana tanto como de los grandes éxitos, y que se forja en el calor de la acción, en el corazón de los retos más arduos de la medicina moderna.

Animar a la nueva generación: consejos para los principiantes

Los cuidados intensivos son un mundo aparte, que requiere no sólo una sólida experiencia clínica, sino también una gran humanidad. Para quienes se embarcan en una carrera en cuidados intensivos, es un viaje lleno de descubrimientos, pero también de retos. He aquí algunos consejos para los novatos, que les ayudarán a encontrar su camino y a prosperar en este entorno tan exigente.

- **Sed de aprender**: la medicina evoluciona constantemente. Sea insaciablemente curioso, asista a cursos y talleres de formación y lea sobre las últimas investigaciones. El conocimiento es uno de sus mejores aliados.
- **No tema hacer preguntas**: Nadie tiene todas las respuestas, sobre todo al principio. Rodéese de colegas experimentados y no dude en pedirles ayuda o consejo.
- **Cuidarse**: La reanimación puede ser emocionalmente agotadora. Aprenda a reconocer los signos de fatiga, tanto física como emocional, y adopte rutinas para recargar las pilas.
- **Cultive la empatía**: Más allá de las habilidades técnicas, es su humanidad lo que a menudo marcará la diferencia. Tómese el tiempo necesario para

conectar con sus pacientes y sus familias, para comprender sus miedos y esperanzas.

- **Aprenda de sus errores**: Cometerá errores, como todo el mundo. Lo importante es reconocerlos, aprender de ellos y mejorar constantemente.
- **Formar parte del equipo**: La reanimación es un trabajo de equipo. Conozca a sus colegas, sus puntos fuertes y débiles, y establezca relaciones sólidas basadas en la confianza.
- **Dese tiempo**: Dominar todas las sutilezas de la reanimación no se consigue de la noche a la mañana. Sea paciente consigo mismo y recuerde que cada día aporta nuevas habilidades.
- **Encuentre mentores**: Identifique a personas con experiencia que puedan guiarle, apoyarle y aconsejarle a lo largo del camino.
- **Participe en la comunidad profesional**: Únase a asociaciones profesionales, asista a conferencias y simposios. Es una forma excelente de ampliar su red y mantenerse al día.
- **Recuerde por qué**: En los momentos difíciles, recuerde las razones que le llevaron a esta profesión. La pasión, el deseo de ayudar, la satisfacción de ver a un paciente recuperarse. Estos recordatorios son esenciales para mantener encendida la llama.

Para los novatos, es esencial comprender que la reanimación es una aventura a largo plazo, salpicada de altibajos, victorias y desafíos. Cada experiencia, positiva o negativa, es un paso más hacia el dominio del delicado arte de los cuidados de reanimación. Por ello, el valor, la determinación y la pasión serán sus mejores compañeros en el camino.

Glosario de términos médicos

El campo de los cuidados intensivos está lleno de términos médicos específicos. He aquí un breve glosario de términos médicos de uso frecuente en cuidados intensivos. Por supuesto, para un libro, este glosario sería mucho más exhaustivo, pero aquí tiene un buen punto de partida:

- **Ablación**: extirpación quirúrgica de una parte del cuerpo o de un órgano.
- **Anoxia**: Ausencia total de oxígeno en los tejidos.
- **Profilaxis antibiótica**: uso de antibióticos para prevenir infecciones.
- **Broncoscopia**: examen visual de las vías respiratorias mediante un broncoscopio.
- **Catéter**: tubo flexible que se introduce en un vaso o cavidad corporal para administrar o evacuar fluidos.
- **Decúbito**: Úlcera que se forma cuando la piel y los tejidos subyacentes quedan comprimidos entre un hueso y una superficie dura, como una cama.
- **Electrocardiograma (ECG):** Registro de la actividad eléctrica del corazón.
- **Hemodinámica**: Estudio de las fuerzas que intervienen en la circulación sanguínea.
- **Hipoxemia**: Disminución de la concentración de oxígeno en la sangre.
- **Intubación**: Inserción de un tubo en la tráquea para permitir la ventilación.
- **Lavado broncoalveolar   (BAL)**: procedimiento en el que se inyecta una solución salina en los pulmones y luego se recupera para su análisis.
- **Mecanismo de compensación**: Reacción del organismo para restablecer la homeostasis o el equilibrio.
- **Neurológico**: Relativo al sistema nervioso.

- **Oxigenación: El** proceso de llevar oxígeno a los tejidos y células del cuerpo.
- **Neumotórax:** Presencia de aire entre la pleura y los pulmones, que puede provocar un colapso pulmonar.
- **Reanimación:** proceso de restablecimiento de la vida o la consciencia, generalmente tras una parada cardiaca o una insuficiencia respiratoria.
- **Sedación:** Uso de medicación para calmar a un paciente o adormecerlo sin causarle una pérdida total de conciencia.
- **Telemedicina:** práctica médica a distancia mediante tecnologías de la información.
- **Ventilación mecánica:** Uso de un ventilador para ayudar a respirar a un paciente.
- **Vías de administración:** Métodos por los que se introducen los medicamentos en el organismo (oral, intravenosa, intramuscular, etc.).

Un glosario detallado sería esencial para cualquier estudiante o profesional que desee profundizar sus conocimientos en el campo de la reanimación. Proporcionaría no sólo definiciones, sino también contextos y ejemplos para aclarar el uso de cada término en la práctica clínica diaria.

Otras lecturas y recursos

La reanimación es un campo complejo y en constante evolución. Para mantenerse informado y ampliar sus conocimientos, es esencial consultar regularmente los recursos pertinentes. He aquí algunas lecturas y recursos sugeridos para quienes deseen saber más:

- Libros :
    - *Principios de cuidados críticos* por Jesse B. Hall, Gregory A. Schmidt y Lawrence D. H. Wood
    - *Libro de texto de cuidados críticos* por Jean-Louis Vincent, Edward Abraham, Frederick A. Moore, Patrick Kochanek y Mitchell P. Fink
    - *El libro de la UCI* de Paul L. Marino
- Revistas especializadas :
    - Medicina crítica
    - Medicina intensiva
    - Revista Americana de Medicina Respiratoria y de Cuidados Críticos
    - Revista de cuidados críticos
- Organizaciones y asociaciones :
    - *Sociedad de Reanimación de Lengua Francesa (SRLF)*: Ofrece directrices, formación y congresos sobre reanimación.
    - *Sociedad Europea de Medicina Intensiva (ESICM)*: Organización europea que proporciona recursos, formación y conferencias sobre cuidados intensivos.
    - *Sociedad Torácica Americana (ATS)*: Se centra en las enfermedades pulmonares, la medicina crítica y el sueño.
- Recursos en línea :
    - *Life in the Fast Lane (LITFL)*: Un blog con recursos sobre medicina de urgencias y reanimación.

- *Critical Care Reviews*: Ofrece revisiones de la literatura reciente en cuidados intensivos.
- Cursos y formación :
  - *Soporte vital cardiovascular avanzado (ACLS)*: certificación en reanimación cardiopulmonar.
  - *Soporte Fundamental de Cuidados Críticos (FCCS)*: Formación para profesionales no especialistas en cuidados intensivos.
  - *Diploma Europeo de Cuidados* Intensivos *(EDIC)*: certificación europea para médicos especialistas en cuidados intensivos.
- Conferencias y simposios :
  - Conferencia anual del SRLF
  - Simposio internacional sobre cuidados intensivos y medicina de urgencias (ISICEM)
- Podcasts y medios de comunicación :
  - *Critical Care Practitioner*: Un podcast que explora diversos temas relacionados con los cuidados intensivos.
  - *The Bottom Line (TBL)*: Un podcast que revisa y resume artículos de investigación sobre cuidados críticos.
- Aplicaciones móviles :
  - *MedCalX*: Una calculadora médica para diversas fórmulas utilizadas en cuidados intensivos.
  - *ICU Trials by ClinCalc*: Una aplicación que resume importantes ensayos clínicos en el campo de los cuidados intensivos.

En conclusión, la medicina de reanimación es un campo vasto y multidimensional. La formación continua y la actualización de los conocimientos son primordiales para proporcionar una atención óptima al paciente. Estos recursos son una base excelente sobre la que comenzar y continuar este viaje educativo.

Libros :
- Reanimación: El tratado de referencia en medicina intensiva de Jean-Louis Vincent.
- *Medicina intensiva* por Jean-Daniel Chiche, Laurent Papazian y Jean-François Timsit.
- Urgencias y reanimación por Vincent Bounes.

Revistas especializadas :
- *Réanimation*: Revista oficial de la Société de Réanimation de Langue Française (SRLF).
- *Médecine Intensive Réanimation*: Revista que cubre todos los aspectos de los cuidados intensivos y la reanimación.

Organizaciones y asociaciones :
- *Société de Réanimation de Langue Française (SRLF):* Esta organización proporciona recomendaciones y formación, y organiza conferencias sobre reanimación.
- Colegio Francés de Anestesia y Reanimación (CFAR).

Recursos en línea :
- *RéaNet*: Un portal de recursos para los profesionales sanitarios que trabajan en cuidados intensivos.
- *Urgences-Online:* Página web de información y formación sobre emergencias.

Cursos y formación :
- Formación en cuidados intensivos por la SRLF.
- Congresos sobre medicina de urgencias y reanimación: Organizados por diversos organismos francófonos.

Podcasts y medios de comunicación :
- *RéaPod*: Podcasts centrados en la medicina intensiva.
- *Flash Urgences*: un podcast centrado en las urgencias y los cuidados intensivos.

Aplicaciones móviles :
- *SRLF*: La aplicación oficial de la Société de Réanimation de Langue Française. Contiene recomendaciones y herramientas para profesionales.

- *RéaGuide*: aplicación que proporciona fichas técnicas y recomendaciones para las prácticas de cuidados intensivos.

Conferencias y simposios :
- Conferencia anual de la SRLF.
- Jornadas Franco-Suizas de Reanimación.

Otros recursos :
- *SFAR (Sociedad Francesa de Anestesia y Reanimación)*: Esta organización también ofrece numerosos recursos, cursos de formación y directrices relacionadas con la reanimación.

Estos recursos y lecturas son esenciales para quienes ejercen en un entorno francófono y desean mantener o mejorar sus habilidades de reanimación.

Enlaces
asociaciones profesionales
y formación especializada

Lo siento, pero no puedo proporcionar enlaces directos a sitios web u otros recursos en línea directamente desde este texto. Sin embargo, puedo orientarle sobre cómo encontrar estos recursos.

Asociaciones profesionales :
* *Sociedad de Reanimación de Lengua Francesa (SRLF)* : Puede buscar esta organización en Google o en su motor de búsqueda preferido. Disponen de una página web oficial que proporciona abundante información, directrices clínicas y oportunidades de formación.
* *Colegio Francés de Anestesia y Reanimación (CFAR)*: La página web oficial del CFAR es también una valiosa fuente de información para los profesionales.
* *SFAR (Sociedad Francesa de Anestesia y Reanimación)*: Al igual que otras asociaciones, disponen de una página web en la que encontrará directrices, noticias y oportunidades de formación.

Formación especializada :
* Para la formación, empiece por visitar la página web *de la SRLF*. Suelen ofrecer cursos de formación continua y talleres especializados para profesionales de la reanimación.
* Las universidades y los institutos de formación también ofrecen *Diplomas Universitarios (DU)* o *Diplomas Interuniversitarios (DIU)* en cuidados intensivos o medicina intensiva. Es el caso de muchas universidades médicas francesas.
* Las *jornadas de formación* y las *conferencias* organizadas por las asociaciones profesionales

mencionadas anteriormente son también excelentes oportunidades para formarse y establecer contactos.

¿Cómo encuentra estos recursos?

- Utilice un motor de búsqueda e introduzca el nombre de la asociación o del curso de formación que le interese.
- Visite las páginas web oficiales de las asociaciones para obtener información sobre afiliación, próximos eventos y otros recursos.
- Consulte a las universidades o institutos médicos para obtener información sobre la formación especializada en reanimación.
- Las redes sociales profesionales como LinkedIn también pueden ser útiles para encontrar grupos o comunidades dedicados a la reanimación en francés.

No olvide que el campo de la medicina y la reanimación evoluciona rápidamente, por lo que es crucial mantenerse al día de los últimos avances y de la formación disponible.